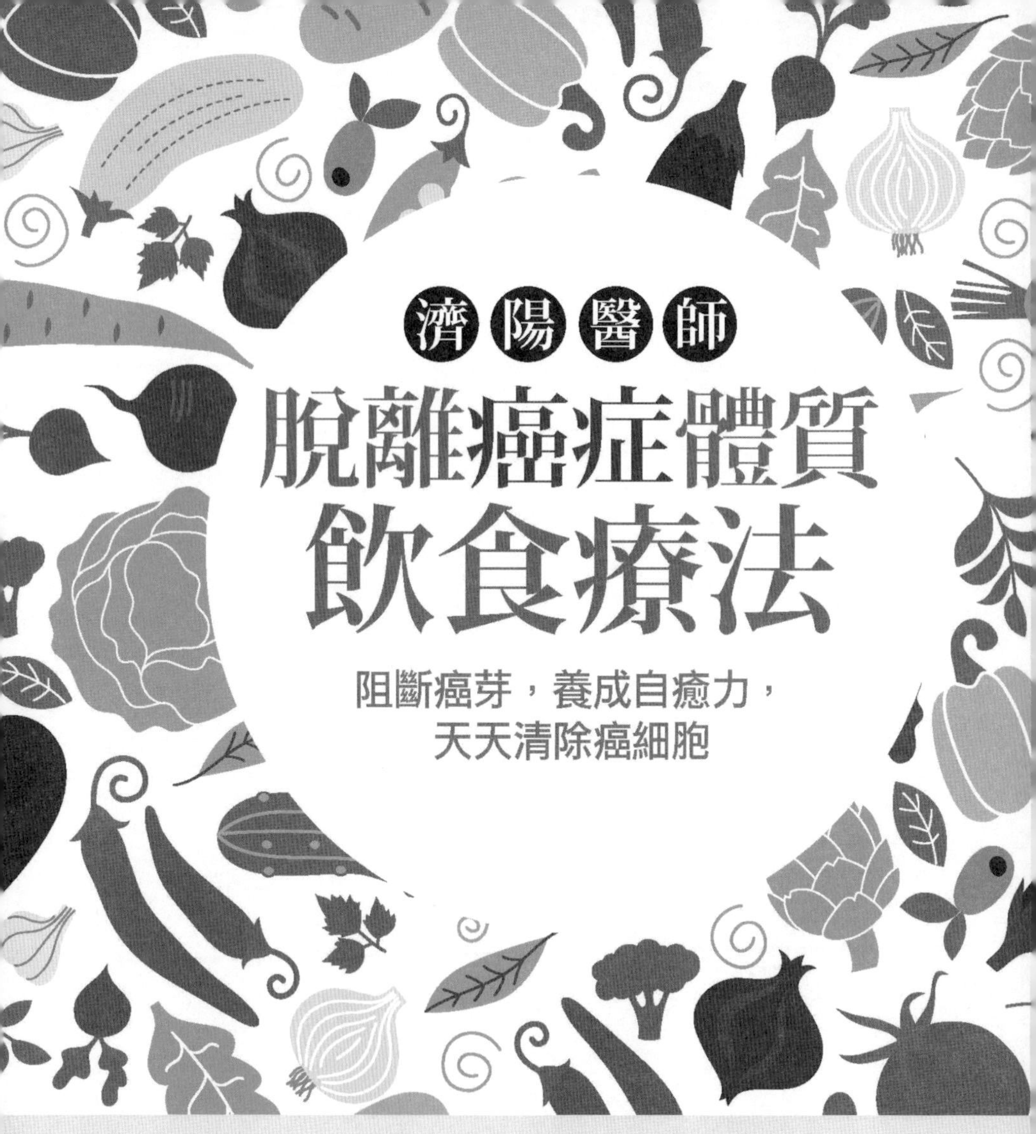

濟陽醫師

脫離癌症體質飲食療法

阻斷癌芽，養成自癒力，
天天清除癌細胞

外科醫師 濟陽高穗 ◎著
江忞蓁◎譯

引言　站在治療癌症的第一線

目前，每兩個日本人就有一人罹癌；每三個人就有一人因癌症而死亡。以這個數據結果所示，癌症可說是現代日本人的國民病。

我擔任消化外科醫生已經有三十年之久，在臨床治療第一線持續戰鬥至今！我一直抱持著拯救病患的想法，拼命進修並努力磨練自己的手術技巧。我至今完成的手術數量約有四千例，其中大約有一半是癌症手術。不知何時開始，我開始覺得，想讓癌症完全痊癒，只憑手術、抗癌藥物和化療三大治療方式，會不會還是有其限度在？這部分我將會在第三章加以詳述。

二〇〇二年時，在日本進行的一項癌症患者的術後追蹤調查，讓我的猜測成為確信。一般來說「癌症的治癒」是以五年存活率為基準值，然而我卻發現這五年存活率卻僅有52％，這個數字讓我驚愕不已。儘管病人的癌細胞都已確實切除乾淨，但實際上還是有半數左右的患者撐不過五年。

想要拯救病患，我該怎麼做？想要預防復發、讓患者從癌症中獲得真正的解放，我到底該做些什麼？

最後，我得到了「必須針對患者所擁有的『癌症體質』進行根本性的改變」這項結論。參考過許多以飲食改善病症的病例，還有前人注入心血結晶完成的飲食療法，我開始認真研究自己十六年前就非常有興趣的「癌症與飲食之間的關聯性」。

我最後導出的成果，就是「濟陽式飲食療法」（營養、代謝療法）。

癌症是生活習慣病

我曾經詢問過二千個手術病例的癌症病患們，他們的飲食生活。幾乎都是以肉食為主、蔬菜攝取量不足、鹽分攝取過多，此外吸菸者也占了大多數。長年擔任外科醫生的經驗，讓我只要看過患者的病症，就能知道他們的飲食習慣。

世界知名的流行病學者理查・多爾博士曾在一九八一年發表過一篇著名的研

究。其中也提到「癌症的起因有30％是因為香菸，35％是因為飲食，如果把藥物、添加劑等物質也包括在內，約有40～50％是因為經口攝取的食品所引起。」實在是真知灼見。

癌症就是生活習慣病。也就是說，只要改善飲食和抽菸等生活習慣，就有六～七成能夠獲得改善，可見飲食習慣和生活習慣會造成「癌症體質」。

我對於現代日本的飲食習慣與生活習慣，抱持著相當大的恐懼。

現在我們吃進口中的食物，是完全籠罩在農藥、防腐劑、化學添加物等有害物質中，另外動物性脂肪、蛋白質和油脂的攝取過量也是一大問題。現在速食、便利商店便當、加工食品的飲食習慣，早已不侷限於年輕族群，老中青三代都是如此。

攝取這一類營養價值偏低，而且加進了許多農藥與添加物的食品，卻想要求身體保持元氣、不要生病，根本就是強人所難。長期攝取這類食物，只會讓人類的免疫力越來越差。

垃圾食物起源於納粹的野戰口糧

現在我要談談有關大家常吃的漢堡與炸雞等垃圾食物。大家都說垃圾食物對身體有害，那麼垃圾食物到底為什麼有害呢？

垃圾食物的起源，是第二次世界大戰時德國納粹的野戰口糧（Combat Meal），這是為了在戰場的特殊環境下將士兵的體力發揮到極限而做出來的食物。當時的納粹，也就是戰前德國的科學水準是世界第一，當時的德國營養學家們絞盡腦汁，認為增強體力最好的方式就是攝取四千二百大卡的飲食，所以做出了這樣的口糧，再加上酒類和其他零食，一天隨便都能超過五千大卡。不過這個口糧是屬於肉與脂肪的高能量飲食。

從人類每日必須攝取的熱量大概是一千八到二千大卡左右來看，五千大卡這個超乎想像的數字，馬上就能讓各位了解問題，這些熱量純粹只是為了創造出更強大的軍隊，就像是為了量產強大機器人而製造出來的非人道飲食。

後來，美軍也承襲了納粹的野戰口糧規格。第二次世界大戰結束後，美國仍然繼續進行韓戰和越戰，從戰場上回國的美國大兵，由於無法忘懷高熱量食品，所以持續追求著這些食品的味道。

因為如此，美國境內經常出現心臟病等生活習慣病，最早發現心臟病危險性的國家就是美國，於是他們從一九七〇開始進行一連串的健康政策。關於這一部分將會在第一章加以詳述。

我有證據可證明垃圾食物對身體危害的程度。當時我還是醫學院學生，大約是一九六五年的時候。課堂上使用的英文版教科書上刊載了一張因心肌梗塞而死的韓戰士兵解剖圖，他是一名二十六歲的男性。不論是負責指導的老師，還是我們學生都覺得匪夷所思，不解為何二十六歲的男性竟然會死於心肌梗塞。

然而，如果起因是超高熱量的野戰口糧，的確有可能發生，血管會因為脂肪栓塞而阻塞，動脈硬化也會因此提早發病。原因就在於脂肪和鹽分，所以再怎麼年輕都有可能發作。世界知名的《解剖病理學彩色圖譜》（Pathology: A Color Atlas, Ivan Damjanov; James Linder）一書中也有許多類似病例。

現今最重要的是「預防醫療」

現代兒童的飲食習慣非常不好。全日本的校醫都為此感到憂心。他們擔心，要是持續維持現在的飲食習慣，至五十歲左右時因病死亡的機率會飆高。

現在的日本和四十年前的美國非常相似。讓人不禁擔心要是再這樣下去，別說是人類，就連國家都有可能陷入危機。如今每三人就有一人因癌症而死，病例年年增加。其實將來是否會得到癌症，是由你現在每日的飲食習慣所決定的。

我想拯救癌症病患。其中當然包括了病情正在進行以及癌症末期的病患。基於這個想法，最近幾年我一直都以正和癌症搏鬥的患者為對象，持續進行研究。

然而這一次，我獲得了出版的機會，所以我首次決定撰寫一本「預防癌症」的書。不過本書並不局限於癌症。以代謝症候群為首的所有生活習慣病，本書都能充分提供預防及改善的方法。我認為，良好的飲食使用好材料自然能做出好成品，只要攝取優良的食品，吸收優良的營養素，自然就能塑造出健康的身體。

未來，日本的「預防醫療」會是最重要的一環。真正的重點不是「發病之後再治療」，而是注意「預防」疾病發生。為了實踐預防醫療的理念，我想透過本書提出「濟陽式脫離癌症的每日飲食習慣」，若你能因此重新檢視每天的生活習慣，會是我最大的榮幸。

醫師　濟陽高穗

註：「生活習慣病」一詞源自日本。一九九六年日本厚生省將過去俗稱的慢性病改稱為生活習慣病。高血壓、糖尿病、痛風、癌症等慢性病，皆可統稱為生活習慣病。

目錄

第2章 為什麼會得癌症？

第3章 飲食療法對癌症的益處

第4章 「濟陽式飲食療法」八大原則

第5章 脫離癌症的飲食習慣

第6章 脱離癌症的食物

第7章 清除癌芽的生活習慣

第1章

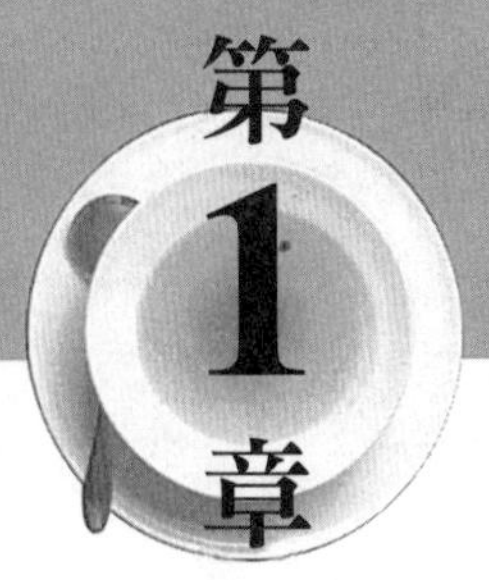

癌症死亡率激增的原因！

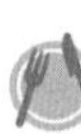

為什麼日本的癌症死亡率會增加？

自從一九八一年，癌症超越了腦血管疾病，成為日本人死亡原因第一名，接下來三十年間，罹患癌症的人年年增加，幅度一路領先。在這三十年當中，醫學出現了驚人而顯著的進步，也開發出不少治療方法，不過罹癌情況依舊沒有獲得改善。

到現在，日本已經進入了每兩個人就有一人罹癌，甚至達到每三人就有一人因癌症而死的時代。以夫妻單位計算，丈夫和妻子一定會有一位罹患癌症，可見癌症已經成為了國民病。

現在，日本的癌症患者大概有三百萬人，二〇一五年時預計會增加到五百四十萬人，現在日本社會以「癌症的二〇一五年問題」飽受威脅，在無法阻止的狀態下，癌症已經成為了一種社會問題。

根據厚生勞動省的人口動態統計，二〇〇九年的死亡人數為一百一十四萬一千九百二十人，而其中因癌症死亡的人數高達三十四萬三千九百五十四人，為總

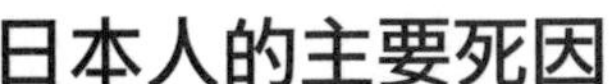

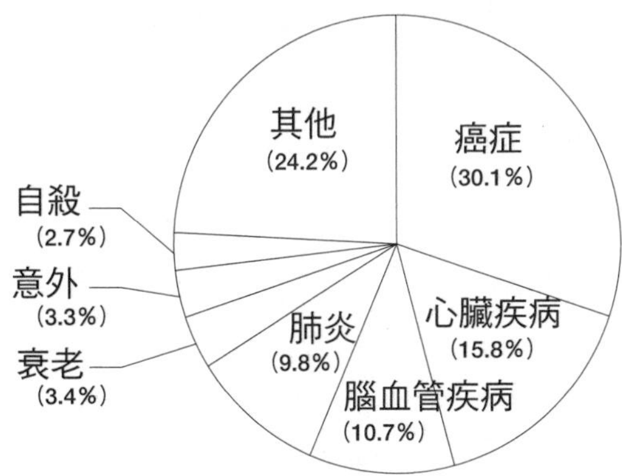

（出自厚生勞動省「平成 21 年人口動態統計」）

日本人的個別死因與死亡率

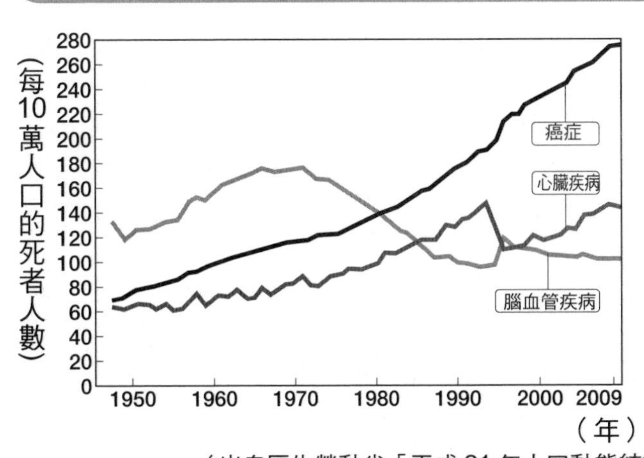

（出自厚生勞動省「平成 21 年人口動態統計」）

死因的三分之一。由於第二名的心臟疾病和第三名的腦血管疾病的死亡人數總和不到三十一萬人，所以癌症的死亡數字尤其顯得龐大。這三大生活習慣病共佔去了日本人總死因的六成。

我們應該想辦法治療這三大生活習慣病，或是進行預防及早期發現，以便進行更有效的治療，透過這些做法來減少日本人的死亡數量，我認為這個目標是醫生必須面對的巨大課題。

前文曾提及，二〇〇九年的癌症死亡人數為三十四萬三千九百五十四人。當癌症死因還只是第二名的一九八〇年時，一年的死亡人數約為十六萬人，如今已成長了兩倍以上。如果回溯至一九六〇年，現在癌症死亡數量更是成長了三倍之多。

就算光看最近三年，二〇〇六年為三十二萬九千三百一十四人，二〇〇七年為三十三萬六千二百九十人，二〇〇八年則為三十四萬二千九百六十三人，這三年來，每一年都以萬人單位增加。

日本史上約有長達數十年的時間，癌症死亡人數只以一年數千人為單位緩慢增加。

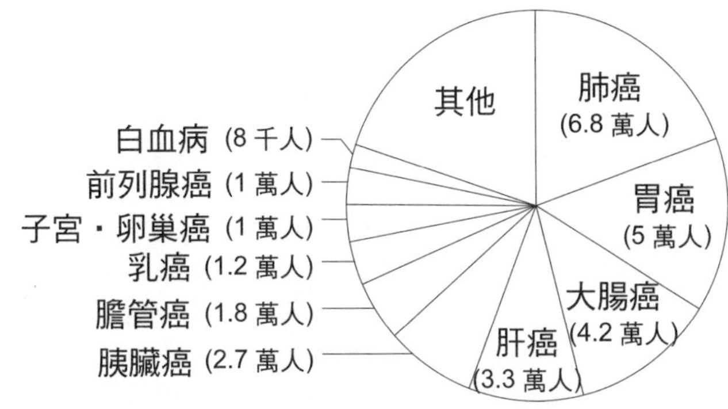

不僅死亡人數增加，癌症的種類也出現了巨大變化。過去的癌症死因中，最常出現的是胃癌，然而現在大量增加的則是以肺癌、乳癌、大腸癌、前列腺癌等統稱為「歐美型」的癌症，死亡率也隨之攀升。上表列舉了二〇〇九年度死亡人數由多到少的各種癌症，第一名是肺癌，之後依序為胃癌、大腸癌、肝癌、胰臟癌等。

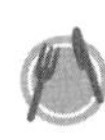人體每天都會誕生數千個「癌芽」

現在要來簡單說明癌症形成

的過程。我們人類的身體是由大約六十兆個細胞組合而成，每天會有數千億單位的細胞死亡，同時誕生新的細胞取而代之。

這個細胞的更新動作是新陳代謝，藉此人類才能保持健康，然而不管多麼精密的機械都會有出錯的時候。細胞在進行分裂、融合時，基因（DNA）可能出現損傷，造成錯誤。

DNA的結構就像是兩條繩索互相糾纏的雙螺旋構造，這是在一九五三年由詹姆斯．杜威．沃森和法蘭西斯．克立克等人的發現，當時被稱為跨世紀的重大發現，這份功績，讓他們在九年後獲得了諾貝爾獎。

細胞在進行分裂時，為了正確傳達基因情報，必須對DNA進行複製。DNA的雙股會先分開，然後各自複製，再次結合，重新產生一對長鏈結構。然而這時若是因為某種原因傷害DNA，就會複製出不正常的細胞，這就是因為基因損傷和突變，而產生的細胞「癌芽」，不管多麼健康的人身上都會出現這個現象。有一說認為，癌芽的數量一天可以出現五千個左右，然而不管正確數字如何，可以肯定的是，我們每個人一天確實會出現數千個單位的癌芽。

儘管每個人都會製造出癌細胞，但是並非所有人都會因此罹癌。人類的身體擁有能夠抑制這些細胞的免疫監視系統，是免疫細胞「巨噬細胞」、「淋巴球」和「自然殺手（NK）細胞」。因為有免疫系統的運作，才能成功擊退每日誕生的數千個「癌芽」。

然而，因為免疫功能降低等各種理由，造成某些癌芽能夠逃過人體的層層把關而持續成長、停不下來，無限反覆進行著細胞分裂，久而久之便會成長為癌細胞族群。

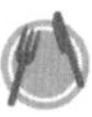

日本原本是少有癌症的國家

為什麼日本人的癌症會持續增加呢？首先，原因之一，是因為急速高齡化所帶來的影響；日本是世界第一的長壽國家。另外如同前述，癌症是因為基因損傷而產生的疾病，所以越是長壽，就越容易累積基因損傷，也就是突變。此外免疫功能也會因為年齡而逐漸衰退。

這就是癌症之所以會被當為一種老化現象的原因。年紀越大，罹癌的人就越多，死亡的人數也理所當然地隨之增加。

不過，我認為日本的癌症死亡人數持續增加，原因並不僅止於此。因為美國、英國等其他先進國家的癌症死亡率事實上正在減少。

美國的罹癌率和死亡率，是在一九九〇年代前半開始降低，現在也依然持續減少，其他像是義大利、法國和英國的狀況也和美國類似。那麼，為什麼只有日本的癌症死亡人數卻不斷增加呢？

以前，日本在眾多先進國家當中，是非常著名的「少有癌症的國家」。請特別注意第二十五頁圖表中的一九五〇年代。當時日本代表參加學會等活動時，甚至曾有國外的研究學者詢問「為什麼日本人很少出現乳癌和大腸癌呢？」現在日本究竟發生了什麼問題？

不同國家的癌症死亡率比較表

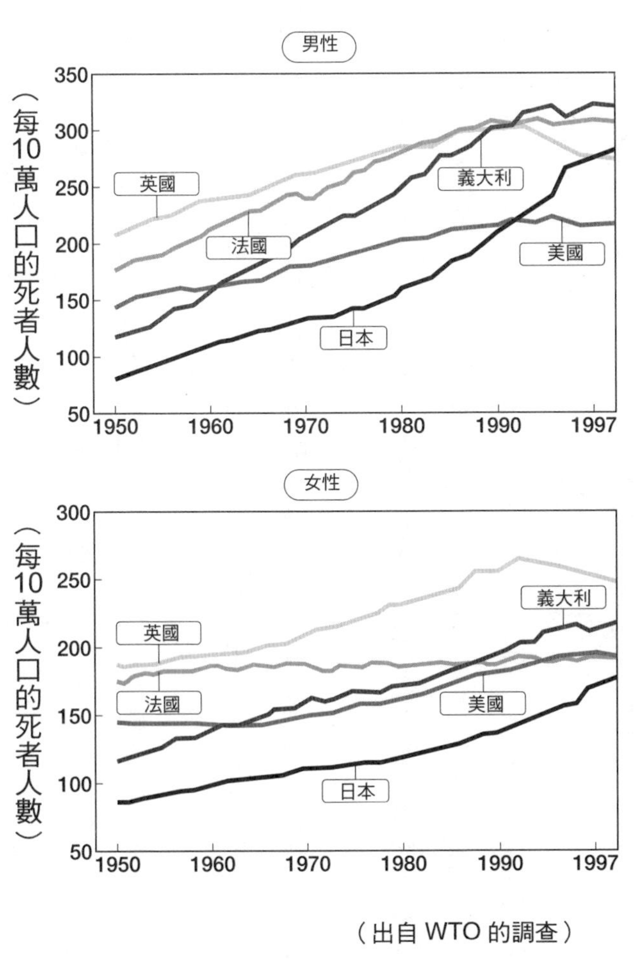

（出自 WTO 的調查）

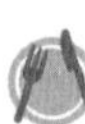

向美國的癌症對策學習

日本人的癌症增加，原因之一是「飲食方式歐美化」，這一點在後面會加以仔細討論。不過實際上真正引發此問題的國家，如美國和英國等歐美各國，癌症死亡率反而正在減少當中。

到一九八〇年代後半為止，美國的罹癌人數不斷增加。然而以一九九〇到一九九五這段期間為界，罹癌率和死亡率都開始減少，至今仍然維持同樣的減少趨勢。

造成此現象的最大契機，就是一九七七年發表的《麥高文報告書》。這是美國參議院委員會的一份調查報告，正式名稱為《Dietary Goals for the United States》（美國飲食目標）。當年是由這個委員會的負責人喬治·麥高文參議員負責發表，因此稱為《Mcgovern Report》《麥高文報告書》。

當時美國國內心臟病、癌症、腦中風、糖尿病等生活習慣病急遽增加，國民醫療費因而大幅提高，負擔額度甚至壓迫國家的財政支出。

當時的美國總統傑拉德．Ｒ．福特提出質疑：「雖然醫學持續在進步，但是生活習慣病為什麼卻不會減少？」因而設置了調查原因的特別委員會。會長麥高文召集了三千名醫療、飲食方面的專家，耗費兩年時間徹底調查美國國民的健康與飲食內容，他們向委員會提出了一份多達五千頁的報告書，也就是《麥高文報告書》。在此稍微介紹一下內容。

○以肉食為主的飲食生活，會造成癌症、心臟病與糖尿病。
○蔬菜攝取量減少，導致維生素與礦物質不足。
○醫學界長久以來一直忽視疾病與營養之間的關連。

同時，在報告書中也明確指出「癌症與心臟病等各種慢性疾病，都是以肉類為主的錯誤飲食習慣中產生出來的『食原病』，因此藥物無法根治」，以及「我們必須誠實面對這項事實，並立刻改善國人的飲食習慣」。

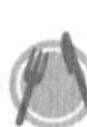

針對「飲食」改革的美國政策

這份《麥高文報告書》後來成為了美國飲食習慣的基本指導方針，收到這份報告書之後，美國食品藥物管理局（FDA）立刻在一九七九年提出對策，就是名為「健康人民」（Healthy People）的健康政策。

從一九八〇年開始，FDA設定了健康、醫療、飲食相關的各種目標值，並以十年為一單位，進行目標達成行動，相信他們未來也會持續計算目標達成度，在設定新的目標同時，延續這項政策。

除此之外，一九九〇年美國國家癌症研究所提出了「計畫性食品專案」，呼籲民眾積極攝取可以有效防癌的植物性食品（例如：蔬菜、水果、穀物、香辛料等），試圖透過飲食來預防癌症。

隔年，同樣由美國國家癌症研究所發起的另一項著名的「5 A DAY運動」，主要內容是「鼓勵大家一天食用五份蔬菜水果」，這是一項啟蒙運動。所謂一份（serving）就是計算一人份飲食量的單位。

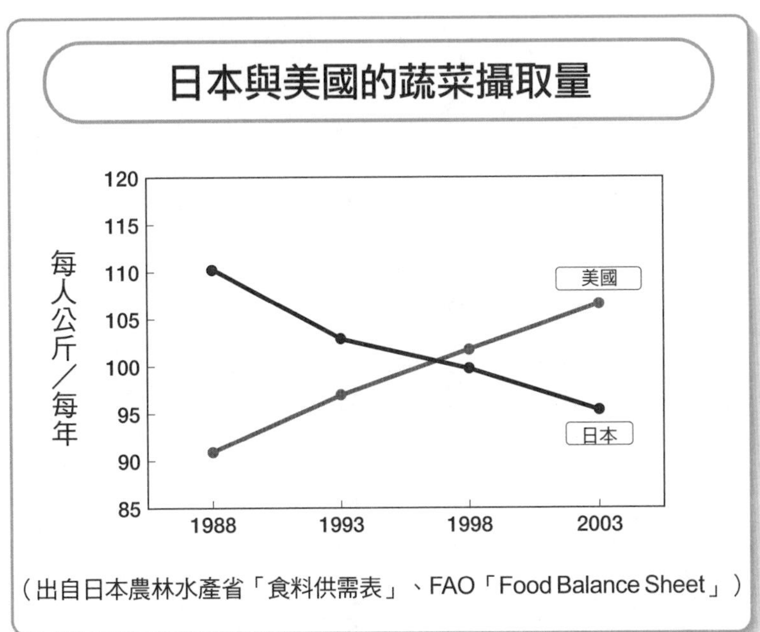

（出自日本農林水產省「食料供需表」、FAO「Food Balance Sheet」）

這些付出獲得了成效。最近二十年來，美國的蔬菜攝取量正逐年遞增，反觀日本則是逐年減少。一九九〇年代後半，兩國的每人蔬菜攝取量互相交換了位置，此後差距年年擴大。

一九九七年，美國癌症研究財團等單位針對食物、營養以及癌症的大量論文進行分析，並將分析結果取名為「預防癌症的十五項要領」，向世界各國公開發表。

我一直認為，美國人覺得有益就立刻付諸實行的行動力，真的值得我們學習。

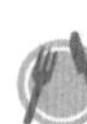

落後二十五年的日本癌症對策

就這樣，美國的癌症人數從一九九〇年代前半開始逐漸減少，雖然從發起飲食改革運動開始經過了長達數十年的時間，但努力確實獲得成效。當然，在死亡率逐漸減少之際，美國醫療技術的進步和定期健檢的普及等各種要素也造成許多影響。

其實一九七一年，美國總統尼克森曾經投入了大量的國家預算，策動「癌症對策法」。儘管後來計畫本身因故中斷，但美國並沒有因為這次失敗而放棄，因此日後才能完成《麥高文報告書》。這項動員全國之力執行的政策，促使美國的癌症死亡率逐年減少。

這正是依照「國民的健康才是國家的基礎」為方針，來治理國家的政府與政治家的氣魄。由《麥高文報告書》登高一呼，類似飲食運動的相關活動逐漸普及至歐洲各國，英國和法國等國家也仿造美國的做法，陸續在這十多年之中相繼增設擴充了醫療營養學相關單位。

一般認為日本人的飲食生活出現決定性改變的時期，正是一九七〇年代初期，對照東西方的發展時期，實在讓人覺得無比諷刺，日本創立「癌症對策基本法」遲於二〇〇六年，這二十五年的差距實在是太大了。

如今，日本國內因癌症死亡的人數正逐年攀升，和逐漸減少的歐美潮流相比，明顯落後一大截。日本政府對於癌症的政策執行，以及醫療現場對於癌症處理方式的相異與延遲，可說是造成現狀的主因。

我認為東西方的政策，最大的不同點在於「與癌症相關的營養教育與飲食指導」。日本與歐美國家的大學醫學系都有「醫科營養學」，授課時間的差異正好表現出日本的應變速度之慢。早在四十年前的《麥高文報告書》中就再三強調「醫學界長久以來一直忽視疾病與營養之間的關連」這個問題，而這個問題現在就發生在日本。

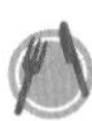

造成癌症的原因，飲食佔35%，抽菸佔30%

我在引言有提到，過去曾有一份癌症與飲食關連的世界級研究報告，那就是牛津大學教授兼知名流行病學家理查・道爾博士的研究。所謂流行病學，就是以大量群體或廣大地區為研究對象，統計生病原因與健康狀態等方面的數值，並加以研究的學問。

一九八一年，當時隸屬於美國國家癌症研究所的道爾博士，曾針對這份流行病學調查結果，對外發表「美國人的癌症原因有35％是因為飲食，30％是因為抽菸」（參照第三十三頁圖表）。若是合併酒精、藥物與添加物一起估計，癌症原因約有40～50％來自於經口食品，如果連抽菸也算在內，兩大因素就佔癌症原因的80％。

當時的觀念認為癌症的主要原因是遺傳性要素，很難進行預防。至於罹癌與否則是純粹看運氣。不過道爾博士的這份研究提出了「癌症是一種生活習慣病」，所以只要能夠改善抽菸與飲食攝取等生活習慣，就有可能預防癌症。

這份研究獲得了廣大的迴響。現在一般認為戒菸和改變飲食習慣能夠預防六～七成的癌症，其實出發點就是來自這份研究。道爾博士的研究成果可說是現代人重要的警醒。

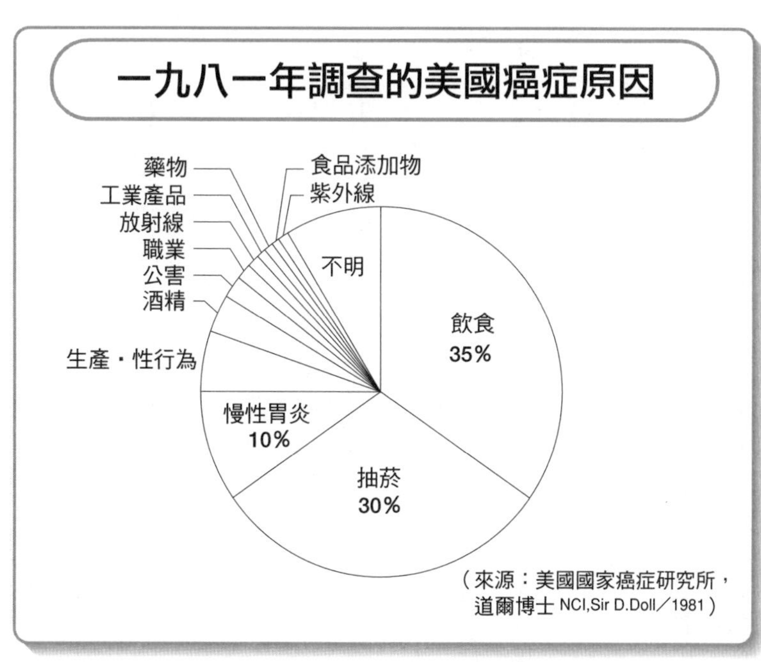

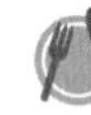

日本人的飲食習慣改變

現在來看日本人的癌症為什麼會持續增加，其中最大的原因之一就是飲食習慣的激烈變化。一般認為第二次世界大戰後，日本飲食習慣歐美化，是罹患癌症的主要原因。

關於這方面，只要看過二〇〇〇年日本厚生勞動省發表的食材變遷表就能一目了然。將一九六〇年和二〇〇〇年的數值比較之後（參照第三十五頁圖表）可發現，白米的消費量僅有45％，減少了一半以上。

相反的，肉類和牛乳、乳製品，則各別激增為四．一倍和三．八倍，油脂類也增加了兩倍以上。這些變化是在短短四十年之間發生的。

談到飲食生活，就讓我們稍為回顧一下日本的歷史。日本人的「飲食」會出現巨大變化，原因是因為明治維新。

日本人約有長達一千二百年的飲食習慣，認為來自於四足步行動物的肉是不好的東西。這是因為飛鳥．奈良時代的佛教戒律，基本上禁食肉類的緣故。

然而到了明治時代文明開化後，日本人養成了食用肉類的習慣。經過「日本文明之父」福澤諭吉推薦，而明治天皇也親自食用了牛肉，牛鍋（壽喜燒的前身）開始大受歡迎，肉食開始快速滲透日本人的飲食文化，不過當時只有部分富裕階級才能吃到，應該只占了總人口的一成左右。米飯、魚類和蔬菜依然是日本人的飲食重心。

其後日本在一九四五年（昭和二十年）戰敗。基於當時對歐美人的高大體格而產生的自卑感，因此促使以肉類為中心的歐美式飲食快速發展。再加上美國文

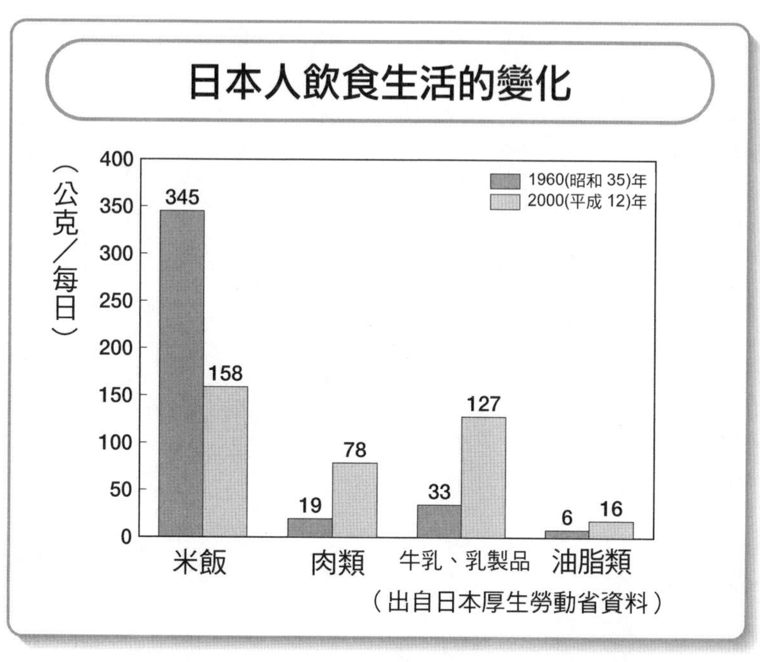

化入侵，以及經濟方面也開始復興的緣故，日本人的飲食習慣開始大量地攝取肉類。

其中讓日本的飲食生活出現決定性變化，是一九七一年於東京開幕的漢堡販賣店，代表美國「快速」、「便宜」、「不管在哪裡吃味道都一樣」的速食餐廳進駐日本，這擁有強大衝擊性的「食品」眨眼間便席捲了全日本。接著，炸雞、牛排、披薩、冰淇淋等飲食連鎖店也紛紛湧入日本，贏得廣大的人氣。

日本人的飲食習慣迅速變

化，可樂等飲料的普及，也為這個變化推波助瀾。雖然個人飲食口味有不同差異，但是我相信對於正在閱讀此書的各位來說，這些東西或多或少都已經習慣，甚至是你相當熟悉的味道。

這是非常諷刺的狀況。因為在同一時期，美國正為了改善國民的健康開始著手進行飲食問題的調查與研究。

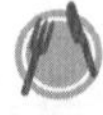

沖繩的「二十六衝擊」

飲食生活的劇烈變化，到底會如何影響健康，沖繩縣的情況就是最好的例子。現在的沖繩居民還是面臨著美軍基地等種種問題，不過還有另一個大問題，那就是縣民的健康問題。

過去，沖繩縣是以全國第一健康、長壽的地區而聞名。然而以往一直位居領先的男性平均壽命，在二〇〇〇年時突然急速滑落至低於全國平均的二十六名。這個現象被稱為「沖繩二十六衝擊」，成為當時的熱門話題。

排名大幅掉落的原因，是因為沖繩居民三十五歲至四十四歲的死亡率，變成了全國第一名、死亡率最高。這個事件，讓當地居民產生了危機意識。

造成這個結果，主要原因來自於戰後遭受美軍佔領的飲食生活變化。其中又以年輕男性受到最大影響，因為他們逐漸不再吃沖繩的傳統食物，例如：加入大量豆腐與沖繩蔬菜的蛋炒苦瓜等，轉而親近速食、牛排等歐美式飲食。

於是沖繩人過度肥胖隨之而生，心臟病等生活習慣病也急速增加，當然醫療支出會跟著大量膨脹。現在的沖繩正重新審視傳統飲食，努力進行健康飲食的重組。

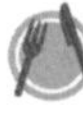

中小學生糖尿病是二十年前的十倍！

這個問題當然不只發生在沖繩。日本已經在名為「飽食時代」的烏雲下超過數十年之久。以壯年工作人口為主，糖尿病等生活習慣病正在日本國內大肆蔓延。

根據日本厚生勞動省「平成十九年度國民健康．營養調查」報告，日本國內的糖尿病患者人數約有八百九十萬人，即將罹患糖尿病者有一千三百二十萬人，總計二千二百一十萬人，超過了二千萬大關。相較平成十四年的同一項調查結果為總計一千六百二十萬人，也就是五年內增加了五百九十萬人，而且這股趨勢還有年年增加的傾向。

其中最讓我感到憂心的問題，就是中小學生至二十多歲年輕世代的飲食。垃圾食物已經變成青少年日常生活的一部分，調理包食品充斥在每個家庭中。

不吃早餐直接去上學，放學後也是直接前往補習班，晚餐都是在補習班下課之後才吃，或是用速食隨便解決。就算不是調理包，餐桌上的菜餚也往往都是養殖魚肉、養殖雞肉，以及充滿添加物和農藥的蔬菜。因為便宜、方便，年輕人常吃便利商店賣的高熱量便當，再加上電腦和電玩的普及，使得外出遊玩的機會變少，又導致出現另一項負面因素「運動不足」，這些對於健康是非常不好的影響。

近年兒童過度肥胖的問題急速增加，小學生的過度肥胖已經超過了30％，同時中小學生的2型糖尿病也有增多的趨勢，和二十年前相比約增加了十倍之多！

全日本的校醫都在擔心，再這樣下去，問題可能會越來越嚴重，然而就算不是校醫，看見這個數字也著實令人擔心。

兒童時期的過度肥胖和成長至成人後的生活習慣病有直接的關聯，這是非常危險的徵兆。代謝症候群、失明、腎功能不全等糖尿病併發症，以及心肌梗塞等疾病，在未來都有可能罹患。

然而我們必須擔心的不只是未來，如果只讓孩子食用喜歡吃的東西，甜食、漢堡和油炸食品等，會造成他們的免疫力下降。尚未發育完成的孩子體內若是堆積了大量多餘脂肪，隨著血液四處流動，淋巴球和巨噬細胞等免疫細胞就會常常動員處理這些脂肪，對於病毒或細菌的免疫力就會跟著相對降低。因此，孩子才會容易染上感冒等種種傳染病。

最近這幾年癌症年輕化的現象，我認為和青少年逐漸不吃傳統日本食物，有著巨大的關連。

代謝症候群與癌症的關係

「平成十九年度國民健康．營養調查」報告中指出，四十～七十四歲的男性，每兩人就有一人，女性每五人就有一人罹患代謝症候群，或是可能罹病的潛在病患。代謝症候群又稱為內臟脂肪症候群，首次公開發表時，與審查基準一併引發了話題。

用腰圍可推測內臟脂肪堆積量，加上中性脂肪、血壓、血糖等四項測量數值，除了內臟肥胖之外，再加上兩項以上的數值異常，就會被判斷成代謝症候群。

代謝症候群是一種能讓糖尿病等生活習慣病，以及動脈硬化加速發生，同時引起心臟病和腦血管疾病，是很恐怖的病症。二〇〇五年公開發表時，致死率之高讓各大媒體也跟著緊張起來。

這個代謝症候群，其實和癌症有著密不可分的關係。一旦新陳代謝不良，就會出現體內脂肪增加、血糖值上升、膽固醇值上升、血壓上升等症狀。這些症狀常被認為是糖尿病或心臟病的原因，乍看之下和癌症似乎沒有任何關聯，不過事實上並非如此。

我會在第二章再加以詳述，其實罹患代謝症候群會造成血中的LDL，也就是壞的膽固醇增加。LDL和自由基結合，會形成「氧化LDL」，毒性非常強。為了儘早處理掉這些物質，體內就會出動處理大隊——單核球衍生巨噬細胞

（monocyte-derived macrophage），會拼命消滅ＬＤＬ膽固醇，進行吞噬作用，產生死亡的細胞殘骸，這些殘骸會變成動脈粥狀硬化，也就是稱為粉瘤（atheroma）的動脈硬化肇因。

說到巨噬細胞與癌症之間的關係，問題其實在於巨噬細胞另一項功能的變化，也就是免疫功能會變得薄弱。

因為巨噬細胞必須處理ＬＤＬ膽固醇，不斷吞噬膽固醇後死亡，於是數量變少，如此一來就沒有辦法進行清除每天誕生數千個癌芽的工作，進而造成癌症的發生。高血脂症、ＬＤＬ膽固醇、自由基、動脈硬化、代謝症候群，這些都和癌症有著巨大的關連。

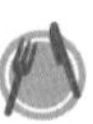肥胖與癌症息息相關

中高年男性每兩人就有一人是代謝症候群患者，加上日本人的罹癌人數不斷增加，只要注意到這兩者之間的關連，你就能了解癌症是一種生活習慣病。

近年來，和肥胖密切相關的癌症，有逐漸增加的趨勢，其中又以乳癌和子宮

癌為代表。大家都知道，這一類的癌症容易在女性荷爾蒙較多的身體部位出現、增殖。

身體過度肥胖，肥胖細胞就會分泌製造女性荷爾蒙，促使乳癌和子宮癌惡化的物質。因此這些癌症的風險會隨之升高。

此外，在世界癌症基金會和美國癌症研究財團共同發表的研究報告中指出，體脂肪的增加會提高七種癌症（大腸癌、停經女性的乳癌、食道癌、胰臟癌、子宮癌、腎臟癌、膽囊癌）的風險。我們必須將過度肥胖視為促使癌症發生、增殖的風險之一，請各位務必多加注意。

「食品」不再值得信任

引發癌症的原因很多，其中雖然還有許多不明之處，世界各地的研究機關正在進行解謎，不過關於食品方面，已經確定農藥和食品添加物等物質和罹患癌症有關。

偽造食品成分標示、產地等問題，往往引發各大媒體爭相討論，成為社會焦點。近年來絕大多數的飲食問題，發生原因都源自於食品工業的大量生產。

相信很多人都覺得自己無法完全相信食品的安全性，不可否認的是，環境汙染和食品添加物的氾濫，的確讓我們難以維持健康的飲食生活，不過我們自己的努力也是非常重要的，因為問題的癥結主要是以下兩點：

①「便宜就好」的想法。

②「食材的產銷通路」。

所謂食材的產銷通路，就是一般稱為食品追溯（Traceability）。這是為了保障食品安全性，而利用條碼將從飼養、栽培階段就開始的所有加工、製造、流通的履歷全部顯示出來，進行追蹤。

可是一旦製成食品，就很難對所有的食品進行追溯工作。而且要在日常生活中徹底追溯，是非常困難的事。最近的農產品包裝上，出現了許多生產者的照片等資訊，能夠提供農產品的產銷通路給消費者。

食用安全的食品，能夠促進我們的健康，希望大家平常一定要注意食品的標籤或成分表，確認食品的成分內容。

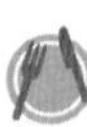

社會壓力造成身體失衡

現代社會可以稱為壓力社會，我們確實是在許多壓力下生活的。壓力可以進一步細分為身體方面的壓力，精神方面的壓力，以及環境壓力。

現在的社會充滿著壓力。由於全球景氣衰退，造成裁員、高失業率和低就業率。即便有工作的人，也有著數不盡的壓力，因業績降低而持續惡化的薪資，過度工作造成的過勞，工作場所之間的人際關係，對於未來生活的不安等等，現在要上班族不要感受到壓力，是不可能的。

當我們感受到過剩的壓力，身體會變成什麼樣子？首先自律神經會失去平衡。自律神經可分為交感神經和副交感神經，如果一直累積過度的壓力，交感神經就會長時間處於緊張的狀態。

最近的研究發現，交感神經會對免疫系統產生影響。免疫系統的主角白血球，主要分為淋巴球與顆粒球兩種。交感神經會增加顆粒球，而副交感神經會增加淋巴球。當交感神經高度緊張，就會大量生產顆粒球。

顆粒球在完成工作之後會死亡，但同時會排出自由基等毒素。自由基與癌症的關連，會在第二章加以詳細說明。（註：「自由基」又稱活性氧）

第2章

為什麼會得癌症？

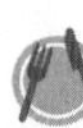

代謝異常導致癌症

癌症是一種遺傳基因出現損傷而引起的疾病。然而基因損傷為什麼會造成癌症呢？關於「癌症的原因與發病」現在仍有許多未解之處，但普遍為人所知的主要原因，則有遺傳因素、病毒或細菌、紫外線、輻射線、部分食品以及食品添加物，還有一部分的化學物質。

大家都知道，肝癌和感染B型、C型肝炎病毒的關係相當密切，子宮頸癌也是受到感染人類乳突病毒的影響，子宮頸癌預防疫苗的使用，曾登上國際新聞版面。

雖然如此，但明顯可以看出因果關係的癌症其實還是在少數，大部分的癌症都未能確定發病原因。所以我們可以研判癌症不會只有單一原因，而是由多種原因重疊才導致癌症。有可能是環境，也可能是壓力，而其中最重要的因素就是癌症與飲食習慣的關係。

前述世界知名流行病學家道爾博士的研究中指出，癌症原因有35％是出自於飲食。若是一併計算添加物的影響，經口食用的食品約占所有原因的40～50％。吃進體內的劣質食品無法完整消化吸收，促使代謝異常，是引發癌症一個非常大的原因。

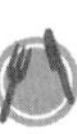

什麼是「營養．代謝療法」？

我所研發的飲食療法，正式名稱為「營養．代謝療法」。在此稍微簡單說明什麼是「營養．代謝」。

所謂「營養」就是我們將賴以維生的食物、水和氧氣吸收至體內，並在體內利用這些物質，等到利用殆盡之後，再將廢物排泄出去。營養指的就是這一整套的作用。

「代謝」指的是在體內運用我們所吸收的食物、水和氧氣時，所產生的物質變化、置換或取代等作用的總稱，可以產生能量、製造新細胞或是身體組織。

身體的各種細胞都會進行代謝作用。像現在最常聽見的名詞就是「基礎代謝」，這是人類得以存活的最低限度能量，是為了維持生命活動所需的能量。因為有這些能量，所以人類在睡覺的時候心臟仍然可以繼續跳動，腦部會運作，內臟等各種器官能繼續維持功能。如果人類無法進行代謝，能量的提供就會中斷，生命也會無法維持下去。

營養．代謝作用不良，生病是非常合情合理的事。代謝作用不正常，也就是出現代謝異常，細胞會出現損傷，就會出現癌細胞。

我的飲食療法著重於這個體內作用和物質變化的過程，試圖達成「提升營養」和「代謝正常化」兩大目標，簡單來說其實就是要「改善體內系統」。

透過達成這兩大目標，我們可以將構成癌症的條件直接破除，逐步提升體內的免疫力。例如：生病時，醫生會告訴糖尿病患者或是手術後患者多吃某些食物，不能吃另一些食物等限制，以及必須將卡路里攝取量壓在一定數字以下的飲食療法，我的飲食療法和這類飲食療法的意義並不相同。希望各位能夠在進一步閱讀之前，先了解這一點。

癌症是遺傳嗎？

在此闡述一下我對於癌症與體質的觀點，相信閱讀此書的各位一定對這個話題很感興趣。

當一個人說：「因為我的體質，會罹患癌症也是沒辦法的事。」其中的「體質」和遺傳因素基本上是同樣的意思。過去大家普遍認為，癌症的起因有半數是出自於先天遺傳。

然而現在已經確認，由先天性的代謝障礙所引起的癌症，其實只有全體癌症的一成左右，剩下的九成都是由生活習慣與環境等後天因素所引起的。

我不能否定完全不存在「與生俱來的癌症體質」，但是比例相當少。儘管我們都知道，親子、兄弟等同一個家庭發生的癌症發病傾向，這些案例其實並不在少數。

「我家就是有這種家族病史，爺爺已經因為癌症去世，爸爸也罹癌，總有一天我也一定會得到癌症，這都是命啊！」類似的對話相信應該經常出現在職場或是聚會。過去會出現這種說法，原因是因為大家都認為遺傳是罹癌最大的原因。

不過我認為這並非遺傳，而是飲食環境與飲食習慣的問題。由於家族成員基本上大多是具有類似的飲食習慣，所以飲食中攝取了類似的致癌物質，於是造成罹癌風險是以家族為單位來計算的狀況。

這類家庭的飲食習慣，通常都是喜歡重口味、肉食以及討厭蔬菜，關於這一點，本書會再詳細說明。

就算為了就職或結婚而離開養育自己長大成人的家庭，一般人還是很難改掉已經養成的飲食習慣和口味。一旦類似的飲食習慣不斷繼續下去，就會出現具有癌症發病傾向的家族病史。

「我家有癌症的家族病史」乍看之下可能會以為是遺傳因素引起的，但是實際上這並非遺傳，而是因為「飲食」生活習慣持續傳承所造成的結果。其實「癌症體質」和「癌症家族」都是源自於以飲食為中心的後天習慣。

所以，我認為這類案例大多能透過改變飲食生活習慣，獲得有效改善。

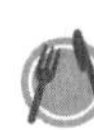

什麼是癌症體質

我將「癌症體質」定義為「容易形成癌細胞的體質，對身體有害的情況」。進一步解釋，胃癌就是胃部疾病，肝癌就是肝臟疾病，這些癌症是源自於癌症體質所產生的疾病。是以飲食生活習慣為基礎「體質」而發展出來的「全身病」。

癌症的正式醫學名稱是「惡性新生物」，指的不是從體外入侵的「新生物」，而是這些細胞原本就是屬於自己的細胞，是由自己的身體所培育出來的新生物。也就是說，癌症原本就是身體的一部分，只不過培養出這些肉眼不可見的「癌芽」位置剛好是在胃部，或者剛好是在肝臟。

我們的體內每天都在不斷進行著以免疫力排除癌芽的作用，所以只要讓自己的防禦系統、也就是免疫力，高過癌芽生成能力，就不會得到癌症。

可惜，人的致癌風險總往往會因為某些原因而突然升高，此時如果剛好遇到免疫力衰退，身體就無法清除癌芽，若常此經年累月下來，癌芽就會成長，漸漸演變成癌症。而修正這個狀況的重要關鍵，就是透過正確的飲食生活習慣，來「改善體質」。

癌症是自己的生活習慣所造成，而不是突然進入體內的外來物；癌細胞是身體每天都會製造出來的物質。

所以我們必須鍛鍊自己的身體，讓體內癌芽出現時，能夠確實清除，或是在出現之後運用免疫能力讓癌細胞無法成長，這是非常重要的一件事。這麼一來，我們就能在自己（因為癌症以外的理由）死亡之前的漫長歲月中，與癌症好好相處。

不需要過度畏懼癌症，只要對於飲食生活有所堅持與努力，就可以與癌症對抗。

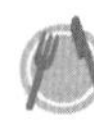

引發癌症的四大成因

根據我到目前為止的研究與臨床實驗經驗，我特別重視下面四個引發癌症的成因：

○鹽分攝取過量
○檸檬酸循環（citric acid cycle 人體產生能量的途徑）障礙
○自由基增加
○動物性蛋白質與脂肪攝取過量

除此之外，當然還能找到其他成因。不過我認為這四點就是造成癌症的主要成因。只要能夠實行關於這四點的因應對策，改善平日的飲食生活習慣，相信一定能夠有效預防癌症。我希望各位能夠了解，這四個成因究竟如何與癌症出現的機制一起作用。

成因一　鹽分攝取過量

攝取過多的鹽分，這個與所有種類的癌症、特別是胃癌有著深厚的關連。過去日本，有很長一段時間，胃癌一直是癌症死因的第一名，無論男女皆同。做為主食的米飯的確很適合搭配鹽分，如果白飯加一點鹽，做成飯糰就可以讓人吃得津津有味，根本不需要配菜。健康的日式飲食早已受到國際間的肯定，但唯一的缺點就是鹽分過多。

關於鹽分與癌症之間的關係，日本秋田縣曾舉辦過一個著名的調查。秋田縣內腦中風等腦血管病患的死亡率，長年以來一直都是全日本第一。一九六八年，官方與民間開始合作推動鹽分減量運動。那麼，當年的秋田縣民到底攝取了多少鹽分呢？

當時日本的平均鹽分攝取量是一天十六公克，而現在的平均攝取量是十一～十三公克，所以當時是日本全國人民都過度攝取鹽分的時代（現在厚生勞動省的建議攝取量已改為十公克以下）。

然而當時秋田縣民的平均攝取量高達二十二公克。秋田縣的鹽分減量運動目標，是將這個數字減半，事後獲得了驚人的成果，經過三十年，鹽分攝取量已經降低為十二～十三公克；平成十八年甚至降至十一公克。

鹽分攝取量降低之後，腦中風的發病機率減少了一半。而且，獲得改善的不只是腦中風，還有其他病症，像是胃癌的發病機率竟然平均減少了三分之一（女性為四分之一），可見鹽分減量運動所帶來的改善有多麼顯著。

經過秋田縣的調查與運動，胃癌與鹽分的關係開始獲得醫界的矚目。

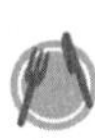

冰箱降低胃癌發生率

說到胃癌與鹽分的關係，我還想告訴大家一個有趣的小故事。我恩師的朋友中有一位首爾大學的著名外科醫生，這個故事發生在我在餐會上恰巧與對方碰面的時候。

「濟陽，韓國現在的胃癌發病率已經減少了一半，你知道是為什麼嗎？」

「我不知道，醫生，請問這是為什麼呢？」

「那是因為冰箱已經普及整個社會的關係啊！」

冰箱開始普及之後，作為儲備糧食的醃漬品便大量減少。因為食品不再需要醃漬，只要放進冰箱就能有效保存。因為這樣，鹽分的攝取量也跟著減少，所以胃癌發病率才會減半。

美國現在也是少有胃癌的國家，但其實胃癌在一九三〇年代之前都還十分常見。相信這也是因為冰凍式的冰箱開始普及，才會減少的。也就是說，雖然過程各有不同，不過秋田縣、韓國和美國應該都經歷了相同的社會發展。

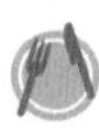

鹽分與幽門桿菌一起造成胃癌

過度攝取鹽分，會提高罹患胃癌的風險，可是為什麼會出現這種情況呢？

首先第一點，如果長期持續攝取過多的鹽分，會刺激讓胃壁容易變薄、破皮。一旦胃壁破皮，身體內部就必須不斷反覆地進行修補工作。任何身體組織都一樣，越是頻繁地進行修復，細胞癌化的可能性就越高。第一章裡曾經提到過，為了修補身體，為細胞增殖的時候出現複製失誤，導致細胞開始癌化。

另外還有一個非常重要的原因，那就是幽門桿菌，正式名稱為「幽門螺旋桿菌」（Helicobacter pylori）。胃液原本就具有強酸殺菌的作用，所以胃裡應該是沒有細菌的，然而在一九七九年時發現這種幽門桿菌有辦法居住在胃壁中（發現並研究幽門桿菌的兩名澳洲醫生在二〇〇五年獲得了諾貝爾獎）。

後來，科學家確定了幽門桿菌，就是造成胃潰瘍和十二指腸潰瘍（合稱「消化性潰瘍」）的主要原因。人們越是長期待在衛生條件不佳的環境裡，就越容易感染這種細菌。現在中老年世代的日本人，由於當年成長環境的緣故，約有50～60％以上的人體內具有幽門桿菌。

其實這種細菌不只會造成消化性潰瘍，同時也是引起胃癌的主要原因。這一點同樣與鹽分有關。因為鹽分會破壞掉保護胃壁的胃黏膜，使胃黏膜出現損傷。而幽門桿菌會寄生在損傷的黏液中，並開始增殖。逐漸增加的幽門桿菌，會以各式各樣的毒素，造成胃壁出現更嚴重的損傷，然後繁殖出更多的幽門桿菌，像這樣不斷的惡性循環。

因此造成細胞出現癌化、突變的風險越來越高。而鹽分與幽門桿菌一起作用的恐怖之處，就在於它們會使得癌症發作的風險提高二倍，甚至三倍。最近更有研究指出，幽門桿菌本身就擁有促使胃癌發作的基因。一九九四年，WHO（世界衛生組織）正式發布，幽門桿菌和香菸同為第一級致癌物質。

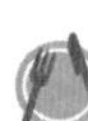

礦物質失衡會造成癌症

過多的鹽分會造成胃癌，然而過度攝取鹽分帶來的風險並不只有胃癌，而是會提高所有癌症的風險，原因在於細胞內外的「礦物質平衡」無法維持的關係。

現在就來說明礦物質平衡的機制。我們人體的細胞內外，都有某種程度的礦物質（電解質）以及帶電負離子溶解在體液中，互相保持固定的平衡。只有在礦物質維持平衡的情況下，人體才有辦法正常進行各種細胞活動，例如：通過細胞膜進行物質搬運等，生命活動會透過這些微小動作維持下去。

其中又以鈉和鉀的平衡最為重要。細胞外側（血液或淋巴液等細胞外液）擁有較多的鈉（鹽分），而內側（細胞內液）含有較多的鉀，兩者互相保持平衡。

如果沒有發生任何特殊情況，人類的身體都能有效控制這兩者，不使之失衡。然而若是長期過度攝取鹽分，這個平衡就會慢慢崩潰，進而造成細胞代謝異常，促進癌細胞的產生與增殖。

因此，減少鹽分攝取不止能夠預防癌症，對於預防心臟疾病、腦血管疾病等生活習慣病，也有重大意義存在。

成因二　檸檬酸循環出現障礙

剛剛我們已經淺談過礦物質平衡的重要性，現在再來更進一步地詳細說明。我們的細胞內外的鈉、鉀濃度是完全不一樣的。細胞內多含鉀，而細胞外（血液、淋巴液等）多含鈉。對人體來說，這個狀態是非常理想的。

然而就像水會從高處往低處流一般，物質也會從高濃度流向低濃度。由於物質會穿過細胞膜進出，所以在細胞外的鈉會試圖流入細胞內，在內的鉀則會試圖流出細胞外。而能夠阻止這種情況發生的就是鈉鉀幫浦（Na^+/K^+ pump）。

鈉鉀幫浦能把通過細胞膜、進入細胞內的多餘鈉離子排出去，並把細胞外的鉀離子拉進來，努力維持固定的平衡，這個作用稱為「主動輸送」（Active transport）。

為了永久進行這項違背濃度自然流向的物質輸送，需要相當大的能量。而這裡所使用的能量，來自「檸檬酸循環」產生（於細胞內合成、產生新物質）ATP

（三磷酸腺苷）的過程。

檸檬酸循環是以醣類（碳水化合物）為主要原料，進行連續性的物質變化（代謝），進而產生ATP的重要反應，基本上是在細胞內的粒腺體內發生。在這個反應過程中，最重要的就是檸檬酸，整個循環是由檸檬酸開始逐一代謝各種物質，最後再恢復成檸檬酸，如此不斷反覆，「檸檬酸循環」這個名稱就是由此而來。只要這個循環能夠進行順利，就能產生ATP。檸檬酸可由檸檬等水果攝取得到。

不過，若是檸檬酸循環未能順利進行，而造成ATP不足，鈉鉀幫浦就會無法運作，無法管理鈉鉀離子的進出。如此一來，細胞內外的礦物質就會失衡，引發代謝異常，最後造成癌症。這個狀況是最近幾年才研究得知的。

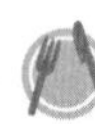

成因三　自由基增加

近年來，還有另一項物質被認為可以引起癌症等各種生活習慣病，因而大受矚目，那就是自由基，又稱活性氧。

人類都是以嘴巴吃進食物、以肺部吸入空氣，在體內「燃燒」食物之後才能獲得能量。「氧化」就是其中一種燃燒方式，而「自由基」是氧化時產生的「廢棄物」。這是人類還活著，就無法避免產生的物質，在我們吸入空氣的過程中一定會產生幾%的自由基。

自由基是一種非常不穩定的物質，會讓細胞與物質氧化受損，由於自由基具有毒性，可用來當作逼退體內癌細胞或異常細胞的武器，所以必須維持在某個定量。然而一旦過剩，就會造成動脈硬化等生活習慣病。此外，自由基的毒素會造成老化加速，特別是當它傷害到遺傳基因的時候，就會成為致癌的主要原因。

不過人類的身體具備了能夠清除自由基的抗氧化系統，那就是一種擁有去除自由基毒素的酵素、被稱為「抗氧化物質」（scavenger）的體內清道夫。此酵素能讓我們避開自由基的毒害，不過由於作用會隨著年紀增長而逐漸衰退，衰退後就沒辦法追上自由基的生產量，進而引起並促進種種生活習慣病與老化等狀況。

現代生活充斥著會產生自由基的各種因素，例如：香菸、壓力、酗酒、農藥與食品添加物、攝取氧化食品、空氣汙染等。如何對付自由基，已成為我們今後的一大課題。

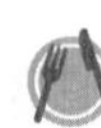

成因四　動物性蛋白質與脂肪攝取過量

致癌率最高的食物，就是牛、豬、羊等四足步行生物的肉，可說是與罹患癌症最為相關的食物。其中最廣為人知的，就是當動物性蛋白質或動物性脂肪的攝取量增加，大腸癌和乳癌等癌症的發病機率也會隨之增加。

大腸癌和乳癌一般稱為歐美型癌症，是日本近年來急速增加的癌症類型。由此可知日本人飲食生活的變化。

美國康乃爾大學的柯林．坎貝爾教授，從過去三十年的大量研究當中，整理出動物性蛋白質 Animal protein（四足步行動物的蛋白質）的致癌性資料，發表了《救命飲食》一書，這本書立刻受到全世界的矚目。

此外哈佛大學的沃爾特．威利特教授也發表了他的研究結果，指出每天吃紅肉的人，和一個月只吃一次的人相比，前者出現大腸癌的機率是後者的二．五倍之多（請參照六十六頁圖表）。美國著名的醫學雜誌亦指出，每天吃肉的人，大腸癌發生機率，是一星期只吃一次的二倍左右。

不過為什麼會出現這種狀況呢？因為對人類來說，動物性蛋白質是一種難以分解的營養素。肝臟被稱為人體的巨大化學工廠，能夠將醣類、蛋白質和脂肪進行分解、合成為比較容易使用的型態。蛋白質也會在肝臟被分解成最基本結構的胺基酸，然後再依照身體所需合成。

由於蛋白質原本就很難分解，而人體又過度攝取，所以肝臟就必須提高酵素活性，才能處理多餘的蛋白質，導致分解、合成作用變得更加繁重。

這就是問題發生的原因。我們人類在忙過頭的時候，會犯下一些小失誤，肝臟也一樣，它可能會把不該接在一起的分子鏈接在一起，或是搞錯排列順序，而這些失誤正好與致癌風險息息相關。

另外，蛋白質攝取過多，還會造成肝臟的另一項重要功能——解毒功能隨之變差，導致解毒作用難以進行，而連帶使得免疫機能停止作用，造成癌症發病的風險越來越高。

紅肉的攝取與大腸癌的關係

	1次／每月	1~4次／每月	2~4次／每週	5~6次／每週	每天
致癌率（P＝0・01）	1倍	1.39倍	1.50倍	1.84倍	2.49倍

（資料來自「Willett 等人，N Eng J Med ／ 1990」）

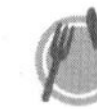免疫「巨噬細胞」引起的問題

若攝取過多動物性脂肪，尤其過多的四足步行動物脂肪「飽和脂肪酸」，也會成為促使癌症發生的主因。大部分的人都知道，動物性脂肪是造成「動脈硬化」的主因，但它其實和癌症也有非常密切的關係。

若是攝取過多的動物性脂肪，血液中的LDL膽固醇、也就是壞的膽固醇會逐漸增加。相信大家在健康檢查的血液檢查項目中都

很熟悉，還有一種是被稱為好的膽固醇——ＨＤＬ膽固醇。血液中的膽固醇會依附在脂蛋白的「運送工具」上，在體內到處移動，這個運送工具可分成兩種，就是ＬＤＬ和ＨＤＬ。

ＬＤＬ是「低密度脂蛋白」的簡稱，它會從製造處肝臟出發，穿過血管，將膽固醇送到身體每個角落的細胞中。相反的，ＨＤＬ（高密度脂蛋白）則是會把累積在動脈血管壁上的膽固醇回收送至肝臟。相信這樣大家就能明白ＨＤＬ為什麼會被稱為好的膽固醇。

膽固醇是製作荷爾蒙和細胞膜的必備材料，所以負責運送膽固醇的ＬＤＬ並不是什麼壞東西，真正的問題出在血管裡有太多的ＬＤＬ膽固醇，如此一來，過多的ＬＤＬ膽固醇就會開始進入血管壁當中。

此時「成因三」所說明的自由基，會和ＬＤＬ膽固醇產生作用。ＬＤＬ膽固醇會因為自由基而氧化，變成毒性非常強烈的「氧化ＬＤＬ」，也就是造成動脈硬化的元兇。

人類的身體其實擁有非常優秀的防衛機制，此防衛機制會將氧化ＬＤＬ視為對身體有害的異物，並由免疫系統的巨噬細胞負責處理。

巨噬細胞是順著血液走遍全身、負責除去異物或病原體的「體內巡邏大隊」，它們會永無止境地吞噬體內的異物與病原體（貪食作用）。由於為了進行處理而吃掉氧化ＬＤＬ的巨噬細胞會逐漸變大，最後巨噬細胞會因為膽固醇過多，而整個鼓脹起來。形成所謂的泡沫細胞（foam cell），最後泡沫細胞會因為破裂而死亡。巨噬細胞是透過犧牲自己來清除體內的有害物質。

然而巨噬細胞的「努力」反而引發了麻煩。這種細胞的殘骸以及泡沫細胞會一起沉澱在血管壁上逐漸累積，使血管變得狹窄，這就是所謂的動脈粥狀硬化。於是動脈開始硬化，進而成為心肌梗塞和腦中風的主要原因。

巨噬細胞和癌症也有關連性。先前曾有提到，我們的身體裡每天都會產生數千個癌芽，全是透過免疫系統加以摘除的。

巨噬細胞和自然殺手細胞所擔任的角色，就是免疫系統的主要功能，不過由於人體攝取了過多動物性脂肪，造成氧化ＬＤＬ增加，使得巨噬細胞為了處理這些膽固醇而疲於奔命。

由於摘除癌芽的工作因此變得比較不完全，結果造成免疫力下降，癌細胞變得比較容易出現，同時轉移、復發的危險性也跟著增加。

此外，當動脈硬化開始惡化時，人體末梢血液的循環也會跟著變差，導致免疫細胞無法走遍身體每個角落，造成免疫系統出現疏漏、癌芽增加，所以癌症發生的風險會跟著變得越來越高。

統計數字已經證明，脂肪攝取量較高的人，罹患乳癌和前列腺癌的機率也越高。這一類癌症在最近的日本國內有逐漸增加的趨勢。

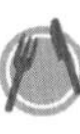動物性食品會造成腸道失衡

說到動物性食品和癌症的關連性，我一定要提到由腸道細菌所引起的大腸癌。我們的腸道裡住有三百個種、總數高達一百兆個的腸道細菌，俗稱為腸道「益菌」與「壞菌」。

這些細菌每天都會進行激烈的爭鬥。然而若是持續食用肉食居多的飲食，腸道細菌中的壞菌就會增加。膽汁是一種消化液，裡面雖然含有損傷腸壁的毒性物

質，但是在一般情況下，膽汁的毒性物質會和「葡萄糖醛酸」（glucuronic acid）結合在一起，毒性被包覆起來，受到抑制。

當腸道內壞菌增加的時候，壞菌就會將這個膽汁中的物質結合解開，活化膽汁內的毒性物質，成為「二次膽汁酸」，會提高大腸癌的風險。原本在日本國內相當少見的大腸癌之所以會在這四十年當中增加了九倍之多，我認為和現代人的肉食增加有著密切關連。

第3章

飲食療法對癌症的益處

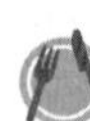

「濟陽式飲食療法」的治療實績

這一段落的主旨，是提出各種可能預防癌症的飲食方式建議。首先先介紹現在「濟陽式飲食療法」的治療實績（參照第七十三頁圖表）。實施對象包括罹患胃癌、大腸癌、肝癌、胰臟癌、膽管癌、食道癌、前列腺癌等共計二〇一個病例。從開始指導至今大概十多年，病例超過二百個，這件事實在讓我感慨良多。

這些病例幾乎全部都是進行當中的癌症，包括末期癌症。其中約有半數不適合開刀，約有四成是復發和遠端轉移（轉移至身體較遠的部位）等。這些病患們同時接受一般癌症治療和飲食療法，得到下頁的數據資料。

其中完全治癒有三十例，改善九十八例，不變二例，持續惡化十例，而死亡有六十一例，有效率約為63．7％。病例雖然不多，但是飲食療法比較容易出現效果的乳癌、前列腺癌和惡性淋巴腫瘤的有效率，則高達70～90％（乳癌與肺癌等非我專科的癌症患者，而是拿了主治醫生的介紹信前來，我只負責飲食療法這一部分）。

「濟陽式飲食療法」的治療實績

病例數		完全治癒	改善	不變	惡化	死亡
胃癌	26	3	12		1	10
大腸癌	57	4	30	1	2	20
肝癌	7	2	2		1	2
胰臟癌	13	1	5		2	5
膽管癌	9	1	3		1	4
食道癌	7	2	1			4
前列腺癌	16	7	7			2
乳癌	25	6	12	1	1	5
惡性淋巴腫瘤	12	1	10			1
其他	29	3	16		2	8
總計	201	30	98	2	10	61

計算時間：約 10 年（到 2010 年為止）
平均觀察時間：2 年 10 個月

完全治癒（30 例）＋改善（98 例）／總計（201 例）＝有效率 63.7 %！

從治療結果可知，即便是包含再發的進行期癌症，只要確實進行飲食療法，就有六～七成的機率獲得改善。由於病例當中還包括一般認為的三大療法（手術、放射線、化療）也束手無策的末期癌症和復發癌症，所以我認為這個數字具有相當深遠的意義。

然而實際上還是有高達六十一位病患去世，這也是不爭的事實，因此仍然需要繼續努力對抗癌症。我的夢想就是徹底撲滅癌症，為此，我認為「利用飲食預防癌症」就是實現夢想的第一步。

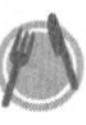 一六八八～一七〇四年以前的日本完美飲食

美國在一九七七年發表了《麥高文報告書》之後，就開始進行國民飲食習慣的改善，並獲得了明顯降低癌症死亡率的效果──這一部分在第一章已有詳述。

其中有一個非常值得參考的飲食，就是備受古早傳統所肯定的日式飲食。對於預防癌症或心臟病等生活習慣病來說，低脂、低能量且不偏重肉類，又富含植物性食品的日式飲食，可說是最接近理想的飲食方式。到現在，以壽司或豆腐為

代表的日式飲食，依然在美國擁有超高的人氣。

在第一章曾提到，由於美國改善飲食的效果，現代美國人的每人平均蔬菜攝取量已經遠遠超過日本。

《麥高文報告書》中提到，傳統日式飲食中，最為理想的就是日本一六八八～一七〇四年以前的飲食。

理由是當時的飲食內容是不吃肉類，魚肉只吃少許，主要食物為白蘿蔔或燉煮物等食物，然而最重要的還是選擇主食的方式。為何時別推崇一六八八～一七〇四年，是因為當時的主食並不是白米。

日本在一六八八～一七〇四年，白米開始普及。在此之前的主食都是糙米或雜糧，而《麥高文報告書》指出，糙米等食物比較有益健康。

三十多年前，美國就已經得到結論，以糙米、雜糧、蔬菜為中心的飲食可以有效預防癌症。我們可以從中可看出美國的健康政策多麼徹底。

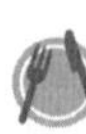

日式太空飲食

再舉一個證明日式飲食優良的例子。日式飲食、也就是和食的優良之處，早就已經飛上「太空」了。

我在一九七三年為了研究消化道荷爾蒙而前往美國留學，留學地點德州大學距離NASA（美國太空總署）很近，因此我常常參觀訪問。當時的太空計畫仍是阿波羅計畫，所謂的太空食物都是一些藥錠和牙膏式食品。這在當時是非常理所當然的。

然而現在已經是太空梭的時代了。為了在太空停留超過數月的時間，太空人的飲食必須能夠協助維持健康。然而被選為太空食登上太空梭的，正是豆皮壽司和蕎麥麵等和食，以及義大利麵和海產等地中海飲食。

這表示日式飲食是能夠守護身體健康的飲食；可說是最能證明日式飲食優良的證據。

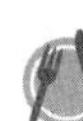

讓末期癌症病患重獲新生的飲食

至今我依然記得一個讓我發現到飲食所擁有的力量，那是一位讓我了解「癌症與飲食」之間各種關係的患者。那已經是十六年前的事了。

病患當時五十六歲，肝癌已經惡化到無法進行根治手術（肝臟完全不留任何一部分，徹底切除癌細胞）。因此我留下了大多數的病灶，只切除了一小部分，隨後結束手術。我當時判該患者大概只剩下幾個月左右的生命。以現代醫學的常識來看，這是不得不下的判斷。

在病情的嚴重程度以及家屬的強烈要求下，這位病患後來出院回家療養。這是為了讓他僅存的寶貴時間能夠和家人一起度過。然而這位患者每一次定期檢查的結果都越來越好轉，體力也不見衰退，外表看起來甚至更有精神。過了半年，他的癌細胞竟然變小了！當時我真的非常驚訝。

仔細詢問之後，才知道他的太太在家進行了極為徹底的飲食療法。每天必須讓他吃十種以上的蔬菜和水果，以及香菇、海帶、納豆、蜂蜜，而主食則是糙米。而原本最愛喝的酒也強迫先生戒除，她真的在丈夫身上付出許多努力。他們努力到最後所獲得的結果就是，原本剩下的癌細胞在一年半之後完全消失，癌症徹底痊癒了。這位病患至今仍然精神奕奕地定期前來接受檢查。

除了這位病患之外，我還遇過另外二例，分別是肺癌和末期前列腺癌，他們也都是奇蹟似地復原了。而他們三人的共同點就是都進行了極為徹底的飲食療法。實際作法可能稍有不同，不過基本上都是相同的。

例如：主食由白米變更成糙米或是五穀飯，或是以蔬菜為主的飲食內容。另外積極地攝取海帶和香菇，減少動物性蛋白質和脂肪攝取量，以及減少鹽分等。

多虧這些痊癒的病人，我才知道就算是惡化、甚至是末期癌症，仍然可以透過飲食所促成的營養代謝療法來改善、治癒。這就是這幾位賜與我巨大轉機的病人，說是恩人也不為過。

後來，我開始研究如何透過飲食療法來提高癌症的治癒率。我收集了大量的國外文獻以及日本國內關於飲食療法的書籍與資料，從頭到尾鉅細靡遺地一一研讀，此外也找機會學習其他先進的貴重經驗，並拚命地學習這個領域前輩們的豐功偉業。

存活率52％的打擊

另一個促使我進行研究的契機，就是我在「引言」曾經提到過的，二〇〇二年我在都立荏原醫院擔任外科部長時所進行的消化器癌症術後追蹤調查。當時我調查了我和部下經手過的一千四百多例手術中，五年的存活率。雖然病情嚴重程度各有不同，但是所有病患都接受了根治手術。

在這個調查中，我們得到的結果是，五年存活率僅有52％。五年存活率向來是癌症治癒率的一個重大指標。

我完全啞口無言。儘管這些病例當中還包含了胰臟癌和膽管癌等難治療的癌症，病況也各有不同，100％成功當然不太可能，但是我預想大概會出現70％左右的數字，因為手術基本上是成功的，癌細胞都已經徹底切除乾淨了。可是竟然還是有接近半數的48％患者死亡！

以手術拯救患者一直是我的人生目標，所以對於我這個努力了三十年的外科醫生來說，實在是非常震撼的事實。不過這殘酷的事實讓我實際體認到三大療法的極限，因此也成為我認真探索其他「治療癌症的正確方式」。

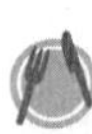我所參考的八種飲食療法

體會到三大療法的極限所在，我為了治療患者，因此費心終於找到另一種「提高治癒率」的方法，也就是如何利用飲食療法提升免疫力和自然痊癒力。現在就來簡單介紹我曾經參考過的八種飲食療法。

●葛森療法

來自德國的麥克斯．葛森博士在一九三〇年代確立了此種療法。這是第一個針對癌症的飲食療法，對我而言地位就像聖經一般崇高，方式是對動物性食品、脂肪、鹽分進行嚴格限制，建議大量攝取新鮮的蔬菜和水果。另外最重要的就是每天攝取十三杯（共二千～三千cc）新鮮蔬菜汁。

●星野式葛森療法

由日本精神科醫師星野仁彥所研發的葛森療法改良版。從他親身透過葛森療法克服癌症（大腸癌轉移成肝癌）的經驗，開發出現代日本社會可輕鬆實踐的飲食療法，如蔬菜汁的攝取方式等。他努力讓現代人在忙於生活與工作的同時，依舊可以得到飲食療法的效果。

●甲田療法

由繼承了西式健康法（西勝造所研發的體操、飲食療法）的日本醫師甲田光雄所確立的療法。進行方式包括減少飲食量、糙米生菜飲食、斷食療法等。所謂糙米生菜飲食，就是將生的糙米粉或根莖類放進果汁機裡打碎或磨碎，然後直接生吃。基本方式和葛森療法相當類似。

●延壽飲食

由日本的飲食養生專家櫻澤如一所研發，以糙米蔬菜飲食為中心的飲食養生法。其後由久司道夫延續相同作法加以普及，已成為世界聞名的養生方式。主食是糙米、雜糧、全麥麵粉製成的小麥製品等。副食則是蔬菜、豆類、香菇、海藻等。不攝取肉類與砂糖。

●栗山式飲食療法

日本天然飲食研究家栗山毅一研發，並由後繼者栗山昭男加以推廣的飲食療法，是注重生水、生菜、水果等食物攝取的天然飲食療法。約有一百年的歷史。

●自然養生飲食

源自於一八三〇年代誕生於美國的自然主義運動，目的是透過以水果和生的蔬菜為主的天然飲食，來維持正常的自然治癒能力，由松田麻美子介紹至日本。

●威爾式飲食

美國著名的健康醫學專家安德列・威爾所提倡的飲食法。建議食用完整的食物，並將日本傳統飲食和地中海的日常飲食視為最理想飲食。

●二木式健康法

曾任東京帝國大學醫學系內科學教授的二木謙三所提倡的健康法，兩大重點分別為糙米蔬菜飲食（二餐）和獨特的腹式呼吸法。

說到二木謙三，我想順便介紹一下最能彰顯小麥、糙米和豆類當中所含的維生素 B_1 重要性的故事。

故事發生在日清、日露戰爭（一八九四年甲午戰爭與一九〇四年日俄戰爭）的時候，當時日本軍隊內部經常發生腳氣病。曾為日本海軍軍醫的高木兼寬認為原因在於食物，因此主張將伙食內的白米換成麥飯。但陸軍軍醫森鷗外等人則認為腳氣病是由細菌引起，且麥飯的營養價值遠低於白米，故表示反對。

由於雙方都不願退讓，所以只把海軍的伙食改成以麥飯為中心的西式飲食；而陸軍則是繼續食用白米。結果海軍罹患腳氣病的士兵開始逐漸減少，在日清戰爭期間完全沒有出現任何一個腳氣病患者。相反的，陸軍內因為腳氣病而死的人數約為戰死者的十倍，日露戰爭時病情甚至更加擴大。

面臨這等慘狀之後，陸軍終於在明治三十八年開始在白米裡混合燕麥。精製過的白米，會將富含維生素與礦物質等營養素的米糠和胚芽部分全部去除掉而引起腳氣病。

後來，將維生素B_1的效用，改用「糙米飯」的名義推廣出去，就是飲食養生學的始祖石塚左玄，以及剛剛介紹過的二木謙三。

除了這八種飲食療法、飲食方式和健康法之外，我還參考京都大學名譽教授家森幸男關於大豆異黃酮（isoflavone）的研究成果，以及東京大學名譽教授光岡知足的腸道細菌與乳酸菌的相關研究成果，最後完成了我所研發的「濟陽式飲食療法」（營養・代謝療法）。

以上為非常簡單的說明。如果有興趣，還請各位自行透過書本或是網路去認識這八種飲食療法，它們的共通之處相當多，但是每種療法都有不同的特性，相信一定能為各位的健康帶來許多貢獻。

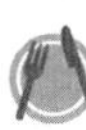 人類是草食動物嗎？

人類原本到底是草食性動物還是肉食性動物，至今仍然眾說紛云。不過我個人認為應該歸類在草食性動物。因為從牙齒排列方式、身體構造到消化道等各種角度都能符合，也有資料佐證。然而就算不去閱讀其他資料，只要調查唾液就能明確瞭解。

唾液內含有澱粉酵素（Amylase），能夠消化澱粉。這種酵素在人與豬身上含量非常高，不過在肉食性動物身上卻幾乎不存在。這是因為長達數萬到數十萬年以來，人類與豬都是以植物的根、莖、果實等食物中蓄積的澱粉維生的關係。

我們人類會吃魚也會吃肉，所以當然可以視為雜食性。不過我認為從人類和猩猩分源的時候，或是人類原本的性質來看，起源應該都是草食性動物，最後花了數萬年的時間才發展出其他食性。

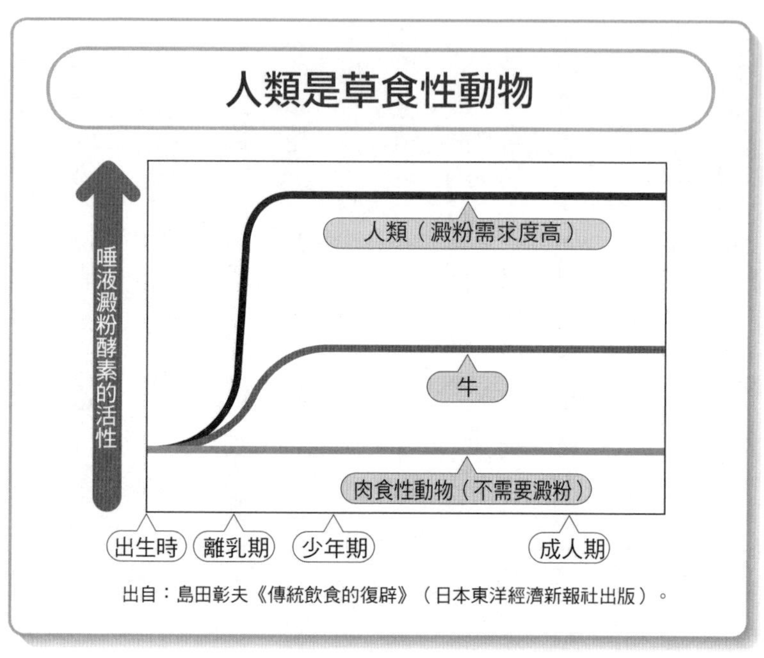

關於人類的食性，最適當的說法應該是接近草食性的雜食性動物。無論如何，唯一可以確定的是人類靠著各種食物一直存活至今。

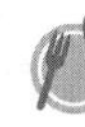草食性比較健康長壽

人類傾向為草食性動物，實際上以草食性為主的人真的非常長壽。我的老師，日本的食道癌權威中山恒明醫生（前日本外科學會名譽會長）是以九十四歲的高齡壽終正寢；他平時總是非常小心飲食，只攝取自家栽種的白蘿蔔、馬鈴薯和小黃瓜等無農藥蔬菜。

另一位與我交情甚篤的東京女子醫大名譽教授三神美和醫生，現在則是高齡一〇五歲。三神醫生是前日本女醫會會長，到九十九歲為止仍然在女子醫大進行每週一次的診察。我曾經問過她保持健康的秘訣是什麼，她回答：

「濟陽醫生，我每天的早餐只吃磨成泥的蔬菜。例如：白蘿蔔、胡蘿蔔、小黃瓜、山芋、芹菜等蔬菜，磨成一大碗的蔬菜泥吃下去，既能滋養補給，又有整腸、促進消化和殺菌作用，而且可以預防便秘，提升免疫力，對身體非常好喔！」據說她已經持續這個習慣長達八十年了。

說到蔬菜、水果為什麼對健康有益，是因為它們可以解毒，也就是消除自由基。血液內的自由基是一種劇毒，消除自由基的能力，稱為抗氧化力，蔬菜水果具有這種功效。

美容專家——牛山女士也是如此。牛山女士是在高齡九十六歲那年去世，生前我曾經和她有過一些交流，問過她維持健康的秘訣是什麼。順帶一提，牛山女士是前面提過的栗山式飲食療法的忠實支持者。我印象最深的是，她說她每天會吃六個檸檬，一個月總共會吃一百八十個。

牛山女士曾經以飲食療法幫助她先生克服了胰臟癌。醫院的主治醫生曾宣告她的丈夫只剩下三個月的生命，已經無計可施，於是她將先生接回家裡，然後前往栗山研究所學習如何實踐天然飲食，最後她先生的胰臟癌完全消失，繼續活了十四年之久。

以一〇三歲高齡去世的料理研究家飯田深雪女士，也和牛山女士一樣，相當喜愛飲用檸檬汁。

今年九十一歲的相澤英之先生也同樣非常健康。他是前日本眾議院議員，也是女演員司葉子女士的先生，曾在七十歲時曾經因為身體狀況不佳而找我仔細討論，也從栗山研究所入門，開始進行天然飲食療法。他在八十四歲時辭去眾議院議員一職，改行為律師，目前九十一歲，仍然持續擔任律師一職。

雖然中山醫生、牛山女士和飯田女士現在都已經去世，但是他們都是非常健康而長壽的人。長壽雖然很重要，但「健康」更是不容忽視的重點。

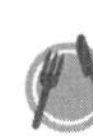為什麼野生動物不會罹患癌症和生活習慣病？

請問各位覺得動物特別是野生動物，會不會罹患癌症或生活習慣病呢？讓我直接告訴你答案，野生動物是不會得到生活習慣病的。

飽受生活習慣病折磨的現代人，和野生動物之間的不同點到底是什麼？最大的不同就在於「食物」，不管是肉食性還是草食性，野生動物都不會把食物加熱煮熟才吃。

人類、特別是現代人的食物，基本上都是烹調過的。生的食物裡有維生素和酵素，會因為加熱烹調而大量流失。當人體內的維生素、酵素和礦物質不足，身體就會無法順暢地運作，新陳代謝也會因此受阻，更不必提重要營養素不足而導致生病的狀況。

一般普遍認為野生動物不會過度肥胖，也不會罹患癌症。因為牠們都是直接生吃食物，因此得以攝取到豐富的酵素、礦物質和維生素。肉食性動物在吃獵物的時候，最先吃掉的部分是內臟，這是因為內臟富含微量營養素，草食性動物也一樣會從植物裡攝取豐富的營養素。另外還有一點，就是野生動物只會吃必須的食物份量。

人類有時會餵給家裡的寵物一些酵素、礦物質和維生素不足的寵物飼料，或是一些人類吃的高蛋白或脂肪過多的飲食，由於這些飲食鹽分過高，對於寵物的身體可說是致命毒素。

如果給寵物超過所需的份量，就會害牠們吃太多，因為寵物不必自行打獵就能獲得食物，所以運動量也不夠。因此寵物和人類一樣容易得到生活習慣病，而癌症病例也漸漸增加。

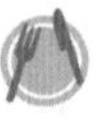

最新的健康飲食與繩文時代很相似

濟陽式飲食療法的原點，也就是給我很大啟發的「日本繩文時代飲食」。

「容易罹患癌症的人和不容易罹患癌症的人，到底哪裡不同？」、「人類到底應該怎麼吃、怎麼生活，才能維持健康呢？」我一直摸索著這些問題，但是始終找不到答案。然而某一天，我因為剛好看到一篇報導，故造訪了琦玉縣富士見市的巨大繩文時代遺跡（水子貝塚），就在那裡獲得了啟發。

日本繩文時代大約是在一萬年前到西元前三百年左右的彌生時代為止，是個相當漫長的時代。這個時代大約是從一萬年前冰河時期正好結束的時候開始，由於氣溫上升，冰河融解使海平面上升，原本連成一片的大陸漸漸分開，自然環境逐漸形成現在的模樣。植物從原本的耐寒針葉林變成了栗子、核桃等落葉闊葉林，動物也漸漸從長毛象等大型動物轉變成鹿和豬等中小型動物。

繩文人已經演化到相當接近現代人的程度，所以他們不只會食用穀物，也會食用肉類和魚貝類。現在以蔬菜為中心的糙米蔬菜飲食，已經成為世界知名的健康飲食，然而這些食材和繩文時代即存在的食材，其實非常相似。

糙米蔬菜飲食所使用的食材，包括穀物、蔬菜、柑橘類水果、堅果類，以及鮭魚、牡蠣、蝦子、螃蟹等魚貝類。繩文人的飲食方式，是春夏食用青菜、山菜，以及牡蠣等貝類，還有海苔或昆布等海藻類和魚類；秋冬除了食用菇類和栗子等堅果類，還有鹿、豬等獸肉，以及柑橘類和蜂蜜。

香菇裡有葡聚多醣體（β-glucan）能夠提升免疫力，而其中的發酵成分能夠增加腸道益菌。蜂蜜的酵素能夠防止腸道雜菌繁殖。消化、吸收過程緩慢的雜糧和堅果類，是預防糖尿病的理想熱量來源，每一種都是理想的健康食品。另外繩文人還為了冬季糧食不足而發展出發酵、燻製等保存食物的技巧。

例如：東京的中里貝塚就是一個巨大的牡蠣加工設施，在長達五百年中，連續不斷地製造出保存用食品。

日本人擁有世界上罕見的遺傳基因史，所以我相信現代的日本人一定繼承了一萬年前的繩文人體質。透過這些學習，我更加堅定自己「繩文時代飲食＝天然飲食＝提升免疫力」的想法。所以濟陽式飲食療法的原點，就是繩文時代飲食。

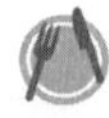

最後解答是繩文時代飲食

在鹿兒島大學醫學系丸山征郎教授的著作《穿著西裝的繩文人》中，詳細描述了日本人的祖先是透過何種機制，克服了飢餓以及傷口、細菌感染。如同丸山教授所說，日本人儘管外表完全不同，但是身體構造和代謝功能在經過數千年之後依然少有改變，現代人的確是不折不扣的「穿著西裝的繩文人」。

開始尋求健康的飲食生活，找到的一定是「過去的飲食」，那有可能是傳統飲食，也有可能是海產或素食，最後再回歸到遠古時代就已經常食用的飲食、食材。

我把古代日本人採用的飲食，稱為「繩文時代飲食」。日本人的傳統飲食一直是糙米蔬菜飲食和海產。傳統飲食是人類在漫長的歷史中，透過親身體會、學習病痛折磨等經驗，最後克服而探究出來的結論。

飲食的重點在於攝取適合自身所需的份量，也就是攝取的飲食份量必須能夠充分消化、吸收；此外進食時必須活用食物本身的所有營養。

日本人的身體，打從數千年前起一直都是同樣的DNA，連綿至今，為了生存的飲食生活基本情報，已經寫進了DNA裡，因此選擇飲食時不要違背這些基本情報。

飲食療法對癌症有效

下列這些數據資料（至二〇一〇年）是第三章結論，相信應該可以讓各位了解到飲食療法對於癌症到底有效到什麼程度。我希望在自己有生之年能夠不斷努力地讓這個數字年年向上提升。

【癌症的種類・飲食療法的有效率】

癌症的種類	有效率
乳癌、前列腺癌	75%
大腸癌、肝癌	70%
胃癌、惡性淋巴癌	60%
胰臟癌、子宮癌、卵巢癌	50%
肺癌、膽管癌	40%

註：繩文時代是日本舊石器時代的後期，約在西元前一萬四千年以前到前三百年前後，主要特徵是出現陶土器具（帶有繩狀花紋，故稱繩文時代），直立穴居普及，貝塚（人類吃過的貝殼堆積遺跡）。當時日本各地的發展不同，其中某些地區在繩文時代末期可能已有農耕。

第4章

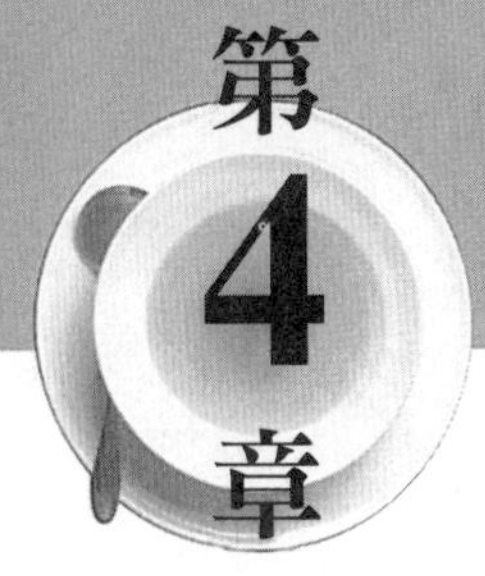

「濟陽式飲食療法」八大原則

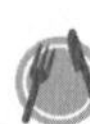

什麼是「濟陽式飲食療法」

我推薦給癌症病患的飲食療法八大原則，是以「治癒癌症」為前提，因此對於習慣大吃大喝，以及平常總是以自己喜好來進食的人來說，應該會覺得相當嚴苛。

不過我還是想讓各位能夠明白「飲食與疾病」之間的關係，平常只要稍微注意一些小地方，就能用飲食來「治療」癌症。

由於這八大原則的主要目的，是讓癌症病患脫離「癌症體質」，所以會在半年至一年的期間內進行嚴格的指導。雖然相當嚴格，但是不需要維持一輩子，只要堅持一段時間即可，所以我都會鼓勵患者，「只要半年到一年，最少只要一百天，你就努力堅持看看吧！」、「堅持一段時間以後，可以慢慢將條件放寬一點，而且也可以吃肉。」等等。

簡單來說，我希望病人在這段期間之內先提升免疫力，提升人類本身擁有的自然治癒能力，將身體改造成不會輸給病痛的強壯體魄。這是為了改變原本容易培育出癌細胞的體質所做的努力。

我的恩師中山恒明醫生經常對我這麼說：

「濟陽啊！你可不能有『醫生的工作就是治療疾病』這種完全錯誤的想法，真正的醫生應該是要想辦法引導病患自己身體裡的治癒力。」

希望各位能夠先了解這八大原則，並在日常生活中實踐。

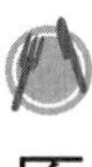

原則一　鹽分限制必須接近無鹽

第二章曾經提過，癌症的原因之一就是鹽分攝取過多。一旦攝取過多鹽分，胃壁黏膜就會受損，進而促使致癌物質容易直接作用於胃壁。

再加上造成胃潰瘍和胃癌的主因——幽門螺旋桿菌，比較容易居住在受損的胃壁黏膜處。鹽分會破壞細胞內外的礦物質平衡，不只容易引起胃癌，更有可能提高所有癌症的風險。

因此，我才會決定將鹽分的攝取量接近於零。平常我們身體所需的鈉元素，可以從天然食材、海藻和魚貝類裡面獲得，所以不需要特別調味，從食物中即可充分攝取。

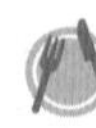

原則二　限制動物性蛋白質與脂肪的攝取

若是攝取了過多的牛肉、豬肉、羊肉等四足步行動物的蛋白質和脂肪，就會促使癌症發病或是惡化。相關理由已經在第二章內說明過了。

此外，動物性蛋白質與脂肪的過度攝取，除了容易致癌，還會造成動脈硬化，並會使腦中風和心臟病等生活習慣病的風險提高。

因此請多攝取青花魚和沙丁魚等青背魚，以及蜆、蛤蠣、牡蠣等貝類，來取代肉類。至於雞肉當中脂肪較少的雞柳和雞胸肉，一星期可以吃二～三次，不過必須是以放養方式飼養的健康雞隻，不可以吃養殖肉雞。同理，雞蛋也必須挑選品質好的雞蛋，一天以一個為限。

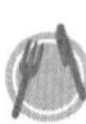

原則三　大量攝取蔬菜水果

蔬菜水果含有豐富的維生素、礦物質、酵素、多酚（polyphenol）等蔬果植化素（phytochemical）。這些物質可去除致癌因素自由基，同時蔬果中富含能夠調整體內礦物質平衡的鉀，更含有滋養補給、整腸作用、增強免疫作用等，能夠充分預防疾病發生。

能夠連皮一起吃的蔬果，最好直接連皮一起吃。所以必須選用無農藥或是低農藥的蔬菜水果。

為了能夠快速充分地大量攝取蔬果，因此最好能打成果汁來飲用。每天必須製作一．五～二公升的新鮮蔬果汁。濟陽式飲食療法的最大重點，就是大量攝取蔬菜水果。

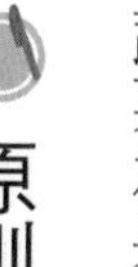

原則四　主食改用糙米或胚芽米，加入根莖類與豆類

稻米和小麥的胚芽部分含有維生素B群、維生素E、酵素、抗氧化物質木酚素（lignan）以及膳食纖維，包含許多能夠充分抑制癌症的成分。

主食不要選擇去除營養成份的精製白米，而是要選擇能夠連胚芽一起吃的糙米或胚芽米。不過由於胚芽部分容易累積農藥殘留，所以必須小心選擇無農藥或是低農藥的產品。

根莖類和豆類都富含維生素、礦物質和膳食纖維。特別是大豆裡含有豐富的大豆異黃酮，能夠有效抑制癌症，所以請記得積極地攝取大豆製品。

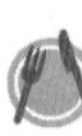 原則五　攝取優格、菇類和海藻

這三種食物都是為了提升免疫力而不可或缺的食材。優格（乳酸菌）能夠增加腸道益菌，抑制可能促進癌症的壞菌，調整腸道環境。

此外優格還能使免疫系統活性化，殺死胃癌的成因——幽門螺旋桿菌。理想的攝取量是一天五百公克，至少也要攝取三百公克。

菇類裡含有葡聚多醣體，海藻類含有鉀、鈣、碘以及褐藻素等各種免疫賦活成分。請務必在每天的飲食中積極攝取這三種食物。

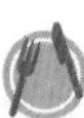 原則六　攝取蜂蜜、檸檬和啤酒酵母

蜂蜜含有豐富的維生素、礦物質和寡糖，花粉可以賦活（活性化）免疫力，

促進檸檬酸循環，使細胞代謝活性化，建議一天攝取二大茶匙。

檸檬中含有豐富的維生素C、檸檬酸、多酚和鉀等抑制癌症不可或缺的有效成分，建議一天攝取二個左右。上述所有食物都必須選用無農藥或是低農藥產品。

啤酒酵母（愛表斯錠）是我所介紹的所有食品當中唯一一種營養輔助食品。啤酒酵母介於植物性蛋白質與動物性蛋白質之間，是一種「同時具備雙方優點」的食品。

蛋白質是身體所必須的重要營養素，但濟陽式飲食療法嚴格限制了動物性食品的攝取。因此啤酒酵母便成為補充蛋白質的最佳食品。建議癌症患者早晚服用二十顆愛表斯錠，或同份量的啤酒酵母。

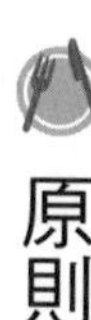

原則七　食用橄欖油或是芝麻油

前文已解釋過為何禁止攝取動物性脂肪的理由，然而植物性脂肪也有幾個需要注意的地方。一般認為對身體有益的魚油和植物性脂肪，都是以「不飽和脂肪酸」為主。

不飽和脂肪酸可以概分為三類。一是橄欖油、芝麻油、菜籽油、噴霧罐裝沙拉油等油類，富含「單元不飽和脂肪酸」，二是魚油、紫蘇油、荏胡麻油、亞麻油，富含「n—3多元不飽和脂肪酸」，三是玉米油、棉籽油、大豆油、向日葵油以及桶裝沙拉油，富含「n—6多元不飽和脂肪酸」。

均衡攝取三種不飽和脂肪酸，是非常重要的一件事。但現在的零食點心、微波食品和速食、沖泡食品，容易攝取過多n—6不飽和脂肪酸。儘管n—6不飽和脂肪酸中的亞麻油酸是重要的必需脂肪酸，但是也有指出攝取過量會對人體有害。

n—3不飽和脂肪酸具有調整免疫力的作用，但缺點是容易氧化，所以請務必用於生食的沙拉醬或沾醬中。至於油煎、油炸物則是建議使用橄欖油或芝麻油，這兩種油類的單元不飽和脂肪酸比較不易氧化，不過原則上每一種油都要控制用量。

接下來第五章將會詳細介紹，乳瑪琳和零食點心等，含有大量「反式脂肪酸」易引起動脈硬化，增加心肌梗塞和過敏症的風險，同時降低免疫功能，所以癌症患者必須避免攝取。

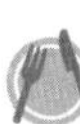

原則八 飲用天然水

水占了人體的60%，各種新陳代謝都會用到水，是非常重要的成分。所以攝取水分也成為一個重要課題。

日本的自來水含有去除雜菌用的氯和氟，攝取這些化學物質會使體內的自由基增加。關於自由基的毒性已經在第二章介紹過，會促使癌症病發、老化以及動脈硬化。所以我會盡可能指示癌症病患不要喝自來水，飲用天然水。

但若是居住在能夠得到安全的湧泉等，飲用到天然水的區域之外，那麼我建議飲用保特瓶裝的天然水，可分為下列四種。

○天然水——從特定水源區採取地下水，經過過濾以及加熱殺菌處理。

○天然礦泉水——溶有天然礦物質的地下水，沒有經過加熱殺菌處理。

○礦泉水——將多種天然礦泉水混合，調整礦物質成分，經過過濾以及加熱殺菌處理。

○瓶裝水——蒸餾水等非地下水，經過殺菌處理。

建議癌症病患或高齡者，飲用未經加熱殺菌處理的天然礦泉水。

第5章

脫離癌症的飲食習慣

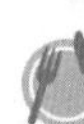

預防癌症的「計畫性食品」

第五章會把先前介紹過的內容，在「預防癌症的濟陽式飲食習慣」中詳細解說，以便落實在日常生活裡。

第一章曾提過，美國在一九七七年時針對國民的健康與飲食進行了徹底的調查與考證，最後得到了「美國國內持續增加的癌症與心臟病，是一種歸咎於飲食習慣的『食原病』，無法用藥物治療」這個結論。

美國政府因為這本高達五千頁的《麥高文報告書》而發起了健康政策，同時也要求民間企業和各大團體跟進，是真正「舉全國之力」開始進行改善。

其中一個重要環節——美國國立癌症研究所在一九九〇年時進行了有效預防癌症的植物性食品（蔬菜、水果、穀物、香辛料）的相關研究，並呼籲民眾多多攝取，這就是「計畫性食品專案」。

到目前為止，有許多食品都標榜著能夠預防癌症，但是真正經過科學檢驗出來的卻不多。這個計畫的內容就是針對這些食品的成分、作用以及在人體內的代

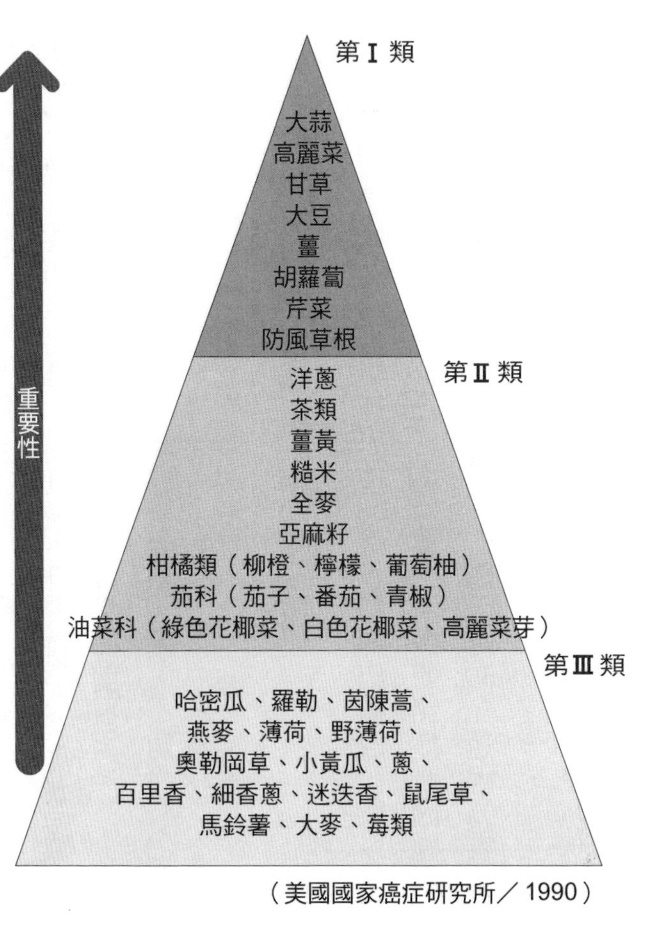
預防癌症「計畫性食品」金字塔
重要性
第 I 類
大蒜
高麗菜
甘草
大豆
薑
胡蘿蔔
芹菜
防風草根
第 II 類
洋蔥
茶類
薑黃
糙米
全麥
亞麻籽
柑橘類（柳橙、檸檬、葡萄柚）
茄科（茄子、番茄、青椒）
油菜科（綠色花椰菜、白色花椰菜、高麗菜芽）
第 III 類
哈密瓜、羅勒、茵陳蒿、
燕麥、薄荷、野薄荷、
奧勒岡草、小黃瓜、蔥、
百里香、細香蔥、迷迭香、鼠尾草、
馬鈴薯、大麥、莓類
（美國國家癌症研究所／1990）

謝等進行徹底調查。

調查結果發現，擁有最佳防癌效果的代表性食品為第Ⅰ類的大蒜、高麗菜、大豆、薑和胡蘿蔔等，次一級的有洋蔥、綠茶以及柑橘類等。將這些食品依照重要程度排列繪製成圖，完成「計畫性食品金字塔」（參照前頁）。

如果想讓自己能夠隨時意識到哪些食品能夠有效防癌，不妨將一〇七頁的圖片影印放大，貼在廚房或是房間裡面。

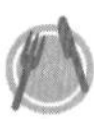

一定要戒菸！香菸含有四十種以上致癌物質

香菸儘管不是食品而是嗜好，但這些東西同樣也是經口攝取，所以我首先要提的就是戒菸。請回想一下第一章介紹過的道爾博士所做的癌症原因圖表（參照第三十三頁）。道爾博士的研究結果，斷定癌症的起因有30%是因為香菸，而現在的日本癌症死亡率第一名就是肺癌。

癌症是一種男性比女性更容易得到的疾病，造成此現象最大的原因是吸菸率，男性的吸菸率比女性高出四倍之多。

香菸不只容易引發肺癌，舉凡咽喉癌、胃癌、食道癌、肝癌等各種癌症都會受到香菸影響。不過更嚴重的問題就是二手菸，這會讓周圍不吸菸的人受到影響，即使是被動吸菸，癌症風險依然會增加20～30%。這是非常值得重視的問題。因為抽菸的人是透過去除致癌物質的濾嘴，但是不抽菸的人並沒有濾嘴可用。另一個更嚴重的問題，就是香菸發出的煙溫度越低，致癌性就越高。

為什麼吸煙對身體不好？不必我多說，大家都知道是因為裡面包含了大量致癌物質。厚生勞動省的報告中，指出香菸裡含有四千多種化學物質，其中光是有害物質就高達二百種以上；根據調查，其中可能致癌的物質有苯芘（Benzo(a)pyrene）、亞硝酸等超過四十種。此外香菸不只會汙染肺部，也會造成肌肉與骨骼老化。

另外還有自由基的問題。香菸中含有許多引起體內氧化、發炎的自由基。吸入煙霧時，體內的自由基就會增加更多，導致體內的免疫系統逐漸遭受破壞。

想要預防癌症，目前有吸菸習慣的人，請務必從這一秒鐘開始徹底戒菸。

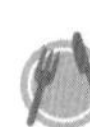

過量的酒是毒藥

健康的人適度飲酒，其實對身體是有好處的。酒能夠促進血液循環，具有放鬆與舒緩壓力的效果。

俗語說「酒為百藥之首」。儘管每個人的適宜量都不同，以日本酒來舉例，所謂的適量基本上是一天二合，日本酒一合相當於大罐啤酒一罐，葡萄酒杯則是相當於二杯（二百四十CC），雙倍威士忌約一杯左右。每週最好空出二天、或是至少一天的不喝酒養肝日。

酒的種類相當多元，有日本酒、燒酒、啤酒、葡萄酒、威士忌、白蘭地、紹興酒和利口酒等等。

葡萄酒因為內含多酚，有預防動脈硬化、安定血壓的功效，因此廣受歡迎。至於現在流行的燒酒、白蘭地和威士忌等蒸餾酒，其中的酒精成分比葡萄酒等釀造酒更快分解，所以比較不會留下引起宿醉的毒性物質乙醛（Acetaldehyde）。而啤酒更是自古以來就以滋養劑之名受人喜愛。

製作啤酒時使用的啤酒酵母裡面含有相當豐富的微量營養素，是一種非常優秀的營養輔助食品，我在治療癌症時也會使用。順帶一提，我個人非常喜歡摻水飲用威士忌和燒酒。

以酒的種類來說，我不太建議各位飲用濁酒。若真的喜歡喝濁酒，最好能節制到一週一至二次就好。因為在濁酒裡的殘渣會妨礙新陳代謝。不過我相信一定有人特別喜歡酒渣的口感，所以我不會說一定要戒掉，只是希望能夠注意一下飲用的頻率。

然而所謂酒對身體有益，畢竟是在適度飲用的條件之下才會成立。喝太多反而會變成穿腸毒藥。酒精成分會傷害肝臟細胞，造成代謝與解毒功能出現障礙。根據厚生勞動省的研究報告，一天飲用日本酒超過二合、未滿三合的男性，罹患癌症的風險為一．四倍，飲用超過三合的男性更提高至一．六倍。口腔癌、咽頭癌、食道癌、肝癌等癌症一般稱之為「酒精關連癌症」，因為酒精不只會直接影響黏膜細胞，也會對肝臟的代謝功能帶來負擔。所以飲酒一定要適量，如此就不會變成「毒藥」，而是能以「百藥之首」之名好好享用。

在此介紹一種和酒有關，其效果卻出乎意料之外的食品，那就是酒粕。酒粕是在壓榨過濾日本酒等酒類時留下的白色固體物質，含有豐富的營養成分，自古以來就以對身體有益而聞名。最近這幾年，大家開始注意到酒粕對於癌症的效果。目前已確認酒粕能夠預防癌症發生，抑制抗癌藥物的副作用，以及改善癌症病患體力下降等症狀，有效範圍相當廣大。

在白老鼠實驗中證實，酒粕能夠讓逼退癌細胞的自然殺手細胞活性化，表示酒粕能夠有效打造不易罹患癌症的體質。酒粕不只可以烤來吃，還可以用在味噌湯、火鍋、燉煮物、沾醬等料理，請各位一定要嘗試看看。

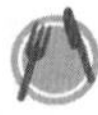鹽分一天以五公克為限

在一九九八年由肺癌取而代之之前，胃癌一直都在癌症死亡率第一名的位置，當時日本人的癌症死因和罹患率第一名都是由胃癌包辦，到現在罹患率依然是第一名。因此我們可以肯定地說，胃癌是日本人罹患最多的癌症。

第二章曾經說明「引發癌症的四大原因」，引發胃癌的最大原因就是「攝取

過多鹽分」，鹽分會促進癌症發病或惡化。攝取過多鹽分不光只是癌症的原因，同時也是高血壓以及代謝症候群等生活習慣病的主要原因。

現在日本人的平均一日鹽分攝取量為十一～十三克。這個數字從世界的角度來看高得嚇人。歐洲大概是五～七克，而一般人認為數字過高的美國只有八～十克。原因就在於日本人的味噌與醬油等傳統調味料，以及醃漬醬菜等高鹽分的保存食品。

儘管普遍認為傳統的日式飲食是「最理想的預防癌症飲食」，但是唯一的弱點就是攝取過多鹽分，這個問題存在已久。至於最近除了傳統調味料之外，加工食品和外食的高鹽分也應該納入警戒範圍。

日本厚生勞動省公布的適量鹽分目標值為一天十克以下，而ＷＨＯ的建議量則是在大約一半左右，也就是六克以下。日本高血壓學會也建議高血壓患者不要攝取超過六克。

我個人認為，為了預防癌症，一日鹽分攝取量應該要壓到五克以下才行。

鈉的確是人體必需的礦物質，要是真的攝取量變成零，反而會有生命危險。

不過人體所需的鈉通常可以在天然食品，尤其是海藻或魚貝類等海產物中獲得滿足，一百克的土司中含有一公克的鹽，所以調味料的鹽分真的可以不必攝取。

我會告訴癌症病患，鹽分攝取量必須趨近於零，但是健康的人也會想要預防癌症，我希望大家能夠努力讓數字盡量接近零。各位可能會覺得有點嚴苛，但是若能改變做菜方式，其實也沒有那麼困難。

若是必須攝取鹽分，不妨試試看下列我自己實行多年的減鹽方法。

①做菜的時候，只使用一點點的低鈉鹽（鹽分為平常的一半）或是薄鹽醬油（鹽分為平常的一半），增添風味即可。
②用在生魚片等食物上的醬油，請在薄鹽醬油裡摻入醋或是檸檬汁調配。
③用昆布、柴魚片、椎茸煮出來的高湯增加味道。
④善加利用芥末、山椒等香辛料，以及蔥、薑等香料蔬菜。

稍微花一點巧思，就算只用一點點薄鹽醬油也能享用美味食物。鹽分攝取量，除了醃漬食品和鱈魚子等鹽漬品，最需要注意的就是火腿、香腸等加工食品，還有魚板、竹輪等魚漿食品。這些食品都包含許多鹽分和食品添加物，必須注意不要吃太多。

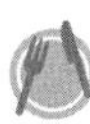

多喝茶，防治胃癌

我已經解釋了限制鹽分攝取的重要性，但是突然要求身體健康的人立刻實踐，可能有些困難。但胃癌的罹患率還是很嚇人。所以這個時候我們就可以依靠日本自古以來的飲料——茶。

關於茶、鹽分與胃癌三者之間的關係，有過一項簡單易懂的調查。日本靜岡縣是茶葉產地，其中大井川上游的川根本町又以美味的川根茶產地聞名全國。這裡的居民平均一天會喝十杯綠茶。調查報告顯示，此地居民造成胃壁損傷的幽門桿菌陽性反應非常低，胃癌的發生率更是只有全國平均發生率的一半。

同樣在靜岡縣，面對駿河灣的漁村戶田村，則是因為大量攝取魚乾或鹽漬品而導致鹽分攝取量過高，胃癌的發生率是全國平均的一．五倍。也就是說在同一個縣不同地區竟然出現了高達三倍的差異。看到這個例子，相信各位能充分了解飲食為罹患胃癌帶來了多少影響。

茶類含有兒茶素等多酚類和豐富的維生素，早有人將其視為防癌食品加以研究，另外茶類也有預防食物中毒和抗病毒作用，吃壽司配濃煎茶，還有為了預防流感而用茶漱口等，都是有所根據的。

若你覺得自己攝取過多鹽分，特別需要多喝茶，那是因為茶可以稀釋鹽分，保護胃壁黏膜。綠茶當然可以喝，而蕎麥茶、烏龍茶、紅茶也都可以放心喝。

不過，請各位不要喝泡好擺放超過1小時的茶。因為茶裡面的蛋白質成分可能會轉變、甚至腐壞。有句話說「不要喝隔夜茶」，雖然當時的日本人並沒有科學方面的知識，但的確掌握到本質，可能是出自經驗談吧？真的讓人不得不再次感嘆古人的智慧。

在美國國家癌症研究所發表的抗癌食品「計畫性食品」金字塔，茶類被歸類為第II類。

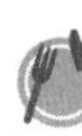

早晨一杯蔬果汁，才是飲食療法的真髓

一大早起床，相信大多數人第一個喝下肚的飲品都是咖啡或茶。前面已經介紹過茶類的功效，現在我希望能夠再介紹給各位，用蔬菜和水果打出來的蔬果汁。我認為一大早起床第一個喝下肚的理想飲品就是生鮮蔬果汁，因為「早晨的蔬果汁是金」。

在旅館餐廳裡吃早餐的時候，想必大家都聽過服務人員問「需要什麼果汁吧？」這不只是喜好問題，對於身體健康也有非常重要的意義。

我的濟陽式癌症飲食療法當中，最重要的一環就是生鮮蔬果汁。為了改變癌症體質，攝取大量的蔬菜、水果是絕對不可或缺的，而最好的攝取方式就是把蔬果打成果汁喝下去。從預防癌症、預防生病的觀點來看，早晨一杯蔬果汁是非常值得推薦的習慣。

早晨一杯蔬果除了能夠滋養身體，也比固體食物更能順暢通過消化道，所以能健胃整腸。另外蔬果汁的抗氧化活性很高，所以能使體內的氧化物剝落，甚至還能提高免疫力，對於高血壓和高血脂症有預防作用，還可以有效避免代謝症侯群，總之好處很多。

蔬菜、水果當中富含能夠去除自由基的植化素（例如：多酚、類黃酮 Flavonoid、類胡蘿蔔素 carotenoid 等），以及調整新陳代謝的各種維生素、礦物質和消化酵素。

生鮮蔬果汁的攝取目標是一天六百CC，在早晨就要喝下二百～三百CC。我個人是以蘋果一個、葡萄柚兩個、檸檬兩個為基本，偶爾加進柳橙、八朔（一種日本特有的橘子）。先用柳丁榨汁機榨汁，然後加進兩大茶匙蜂蜜，最後裝在啤酒杯裡（容量約五百CC）喝。我每週約有二至三天會加進高麗菜四分之一個、胡蘿蔔二根、青椒一個打成果汁飲用。

製作果汁時會用到果汁機或榨汁機，以濟陽式飲食來說，建議最好使用比較不會破壞營養素的果汁機，果汁機可分為旋轉型和壓榨型，我會建議使用低速壓榨、細胞損傷較少、較難氧化的壓榨型果汁機，能保持抗氧化活性，同時不會減少維生素C等營養素。

基本食材可以自由選用蘋果、胡蘿蔔、葡萄柚、檸檬、橘子、番茄、高麗菜、油菜等綠色蔬菜、綠色花椰菜、芹菜等，蔬菜水果最好是用當季盛產的東西。因為當季盛產品的營養價值較高，而且因為大量流通，價錢也比較便宜。

最理想的作法當然是現榨現喝，但是因為每天都要做，一定會有人覺得很麻煩。覺得麻煩的人也可以透過預防的角度，選擇市面上販賣的蔬果汁。不過請一定要選用無添加、無鹽的100%蔬果汁。

市面上販賣的青汁也是一個不錯的選擇。富含抗氧化物質的青汁可以作為現榨蔬果汁的替代品。其中特別推薦維生素流失量較少的瞬間冷凍產品。不過平日飲用這些替代品，休假的時候請務必在家裡慢慢製作生鮮蔬果汁。只要養成習慣，一定可以樂在其中。

蔬果汁的材料最好是選用無農藥或是低農藥產品，不過價格相對較高，或可能有人無法順利買到。使用一般超市買到的蔬菜水果也可以，不過一定要用水清洗乾淨，或是浸泡在水裡一個晚上或幾個小時，確實做好去除農藥的工作。

近年來日本農林水產省的指導工作漸漸普及，農民在收割前十天左右會開始改噴較容易用水洗掉的農藥。只要確實做好水洗等去除農藥的步驟，就不必太過擔心。

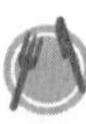每天食用優格三百公克

在預防癌症的飲食習慣當中，希望各位能夠養成食用優格的習慣。人類的腸道有高達三百種、數量超過一百兆的腸道細菌。我們哺乳動物在母親的子宮內發育時，腸道內幾乎沒有細菌，等到出生後開始食用母乳，比菲德氏菌、大腸桿菌和乳酸桿菌就會迅速繁殖，隨後誕生的就是類桿菌（Bacteroides）和產氣莢膜梭菌（Clostridium perfringens）。

到了老年期，腸道內益菌，如比菲德氏菌的數量會快速減少，而腸道內壞菌，如大腸桿菌和產氣莢膜梭菌會開始增加，這可以視為疾病發生的原因。腸道內的細菌繁殖，是像花草的聚落般進行集體繁殖，所以又被稱為「細菌叢」（腸道菌叢）。

東大名譽教授光岡知足醫生花費五十年的時間研究，最後確定了腸道細菌與人體健康息息相關，多吃優格能夠維持腸道比菲德氏菌的優勢，預防老化和維持健康。

腸道細菌主要可分為乳酸桿菌、比菲德氏菌和腸球菌等有益健康的益菌，以及大腸桿菌和產氣莢膜梭菌等對人體有害的壞菌，此兩者無時無刻都在爭執勢力強弱。如果壞菌大量繁殖，製造出來的有毒物質和細菌毒素就會引起不同疾病和不適。當然癌症也是其中之一。

相反的，如果益菌大量繁殖，就能抑制壞菌生長，同時還能抑制癌症，形成保護壁，阻擋外來的病原體。益菌的代表就是乳酸菌。乳酸菌並不是單一一種菌，而是把糖類當成「食物」並製造大量乳酸的細菌總稱。例如：比菲德氏菌、保加利亞乳酸桿菌以及嗜熱鏈球菌都屬於乳酸菌。

大多數的壞菌都不喜歡酸，所以酸性環境能夠防止壞菌繁殖。而乳酸菌越多，腸道環境就會變得越酸，所以能夠有效遏制壞菌的繁殖與活動。

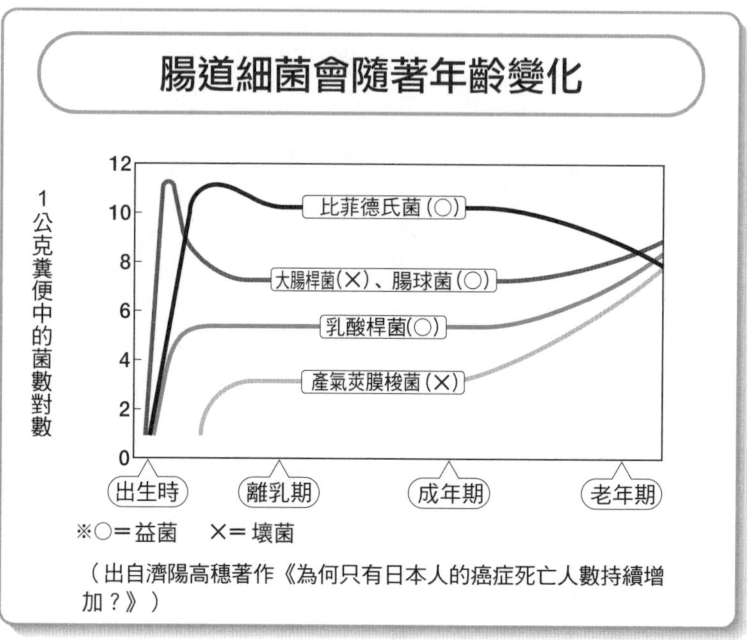

（出自濟陽高穗著作《為何只有日本人的癌症死亡人數持續增加？》）

增加腸道益菌的兩個辦法

現代人的生活讓腸道環境變得容易增加壞菌。像壓力、肉食及老化都是造成增加壞菌的原因。所以我們要食用優格以增加益菌，抑制壞菌。

腸道是人體聚集最多免疫細胞的地方。讓腸道細菌維持平衡，可使這些免疫細胞活性化並有效增強免疫力。食用優格等食物，藉此從外部直接補充乳酸菌等來抑制壞菌繁殖，這些食品就叫做「益生菌食品」。

由於人體內的益菌會以膳食纖維和寡糖為食進行繁殖，為了使益菌增加而補充營養素，進而促進益菌繁殖、抑制壞菌增加的機制，則稱為「益菌生」。

從這兩方面來看，我們必須讓益菌增加，而洋蔥、胡蘿蔔和番茄等食物裡含有益菌繁殖所需的膳食纖維和寡糖。相信經過這番解說，大家應該都能充分了解攝取蔬菜、水果有多麼重要了。

之前提過，腸道菌叢的環境是從出生後開始大幅變化，然後在成年至老年這段期間，壞菌開始大量增生，這就是造成老化的重要原因之一。在裏海沿岸當地居民習慣大量食用優格，喬治亞共和國和保加利亞共和國，夫妻兩人年齡相加超過二百歲的例子一點也不稀奇。相信這應該可以代表常吃優格所帶來的益處。

日本市場上可以看到各式各樣的優格，其中最受歡迎的是裏海優格和保加利亞優格。乳酸菌可以分為圓形的球菌和細長行的桿菌，而前述的兩種優格商品都是以球菌為主體。因為形狀是圓形，所以每一公克當中的乳酸菌含量較多，可達一般優格的三～五倍，故乳酸菌的效力比較高，此外還有一個特徵是不容易腐壞、不易繁殖雜菌，由此可知為何比較受歡迎。

我的午餐通常會吃一顆蘋果和五百公克優格。原本我會喝一公升的牛奶，不過我似乎有乳糖不耐症，肚子總會覺得不舒服，所以就換成優格。由於優格乳酸菌已經把牛奶中約一半的乳糖分解掉，所以就算是沒有分解乳糖酵素的優格，我也能安心食用。

日本人和歐美人的體質是不同的，最近這幾年發現了一種能夠分解這種乳糖的基因，名叫高加索基因。一般來說，人類等哺乳類動物在長大成人之後就會變得無法大量飲用牛奶，然而在大約七千年前誕生了能夠分解乳糖的基因突變人種，出現地點在格魯吉亞共和國附近，也就是前頁提過的長壽區域。這些因為突變而誕生的人種，後來慢慢地移居到歐洲，所以歐洲人和美洲人大多都擁有這個基因。

現在我們知道，乳酸菌不只能夠保護腸黏膜，也可以保護胃壁黏膜。在第二章裡曾介紹過引發胃癌的幽門桿菌，有報告指出乳酸菌甚至可以殺死這些幽門桿菌。具有分解乳糖基因的人，體內的乳酸菌會不斷地繁殖，可能就是因為這樣，歐洲人的胃癌病例才會這麼少。

亞洲人擁有乳糖不耐症的人較多，日本人也是如此，所以容易滋生幽門桿菌。胃癌之所以會被叫做「亞洲型癌症」，就是因為前面提過的突變人種並沒有移居到亞洲。人類的成長過程中，可能因為某個契機而導致日後出現巨大變化。從這個角度來看，牛奶和優格的話題變得複雜又有趣呢！

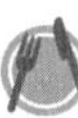 肉類料理一週以二至三次為限

進行濟陽式飲食療法時，我會規定半年到一年左右的時間條件，要求治療中的癌症患者全面禁止攝取動物性蛋白質和動物性脂肪。

理由是因為這些食物和癌症的發生率增加有關。動物性食品會造成肝臟的酵素活性提高，導致基因排列容易出錯，為了排除過多的氧化LDL，人體必須大量消耗免疫細胞，造成免疫力下降，腸道壞菌增加，消化液中的膽汁產生毒性物質二次膽汁酸等，弊害多不勝數。

然而同樣的禁止條件不能用在沒有罹患癌症的普通人身上，肉類畢竟比較好吃，而且營養非常良好，例如：牛肉一百公克就含有十四～十九公克的優質蛋白

質，蛋白質是肌肉、內臟、皮膚、頭髮、血液、各種酵素與荷爾蒙的原料，是人類維生不可或缺的重要物質。

在人類所需的二十種必要胺基酸中，有九種無法在體內合成，必須透過食物攝取。而這些胺基酸全部可以在肉類中找到，胺基酸一百分。已經熟成的肉類會產生肌苷酸和游離胺基酸等成分，含有豐富的鐵質、礦物質。

有一說認為，戰後的日本之所以成為世界上最長壽的國家，是因為過去以澱粉為主的飲食習慣中增加了肉食，增加了適當的動物性蛋白質，而提升了對於感染症的抵抗力。

牛肉中包含了20～30％的動物性脂肪，如果能夠進行充分的消化與代謝，就是優秀的營養素。然而第二章提過，若脂肪不能充分的消化、代謝，會衍生出種種弊害，引起疾病。

體溫比人類高的牛隻、豬隻體內，含有飽和脂肪酸的融點相對較高，因此進入人體之後有凝固的傾向，會使血液容易變得濃稠。初期可能只會出現一些消化不良或拉肚子症狀，但是持續一陣子就會演變成脂肪代謝異常、肥胖、脂肪肝、阿茲海默症等疾病，當然也可能導致癌症。簡單來說就是不要攝取過多。

適度去除脂肪的烹調動作是很重要的。肉類可以用水煮、燉煮、炒、烤、炸等多種料理方式烹調。經過仔細烤過、烘製、或是像涮涮鍋一樣去除脂肪之後就可以吃了。

因長壽而聞名的高加索地區、格魯吉亞共和國的肉類料理「哈修拉瑪」，是用滾水把整塊肉煮熟後加上香草等其他香辛料，是一種非常簡單的料理。此外牛腱等部位的筋含有膠原蛋白和彈力蛋白等物質，加熱之後就會變成容易食用的膠質，適合燉煮料理或湯品。

請務必避免只吃肉類。各國的飲食習慣都有相互搭配的作法。例如：日本的壽喜燒會和蔥、白菜、香菇、春菊等蔬菜，以及豆腐、蒟蒻絲等食物一起食用，德國的酸泡菜會和洋芋，法國料理會和胡蘿蔔、馬鈴薯、嫩煎波菜或荷蘭芹等，和蔬菜一起攝取，才能完整顧及營養均衡。

我覺得牛、羊、豬等四足步行動物的肉，最好是一週吃二至三次，絕對不可攝取過量。食用肉類時，請務必多以雞肉和魚貝類來取代其他肉類，並注意飲食均衡。

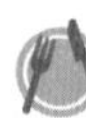

避免食用反式脂肪酸

在濟陽式飲食療法原則七「油」的篇幅裡，曾經簡單介紹過反式脂肪酸。現在的食品大量含有反式脂肪酸，我想在這一個段落裡仔細描述反式脂肪酸所帶來的危害。

天然植物油幾乎完全不含反式脂肪酸。然而現在我們隨手可得的加工食品中所含的絕大多數反式脂肪酸，都是為了讓液態的不飽和脂肪酸凝固而添加氫，在轉變成飽和脂肪酸的過程，於是產生了反式脂肪酸。

這種脂肪酸到底哪裡不妥？反式脂肪酸會讓壞的膽固醇上升，提高心臟疾病風險，此外還會降低免疫功能，增加感染症或癌症的風險。有研究資料指出會造成過敏和癡呆症。

人體細胞若是將反式脂肪酸加以利用，會讓細胞內液的滲透性和細胞內的生物化學結構混亂，使原本不會滲透至細胞內的病毒、細菌和有害物質輕易進入細胞內部，反而真正應該進入的重要營養素卻消失，結果造成細胞無法正常進行醣類代謝，進而提高了糖尿病、荷爾蒙異常、生殖機能障礙、肝功能異常、血栓等各種症狀發生的風險。

二〇〇六年十二月，美國紐約州正式成為全球第一個禁止餐廳使用反式脂肪酸的地方自治單位，禁止對象包括麥當勞、肯德基以及中國餐廳等所有可以外帶食物的速食餐廳，歐美國家跟著群起仿效，結果出現主動採取行動，限制反式脂肪酸含量的製造廠商。美國的醫學研究所報告中，甚至認為反式脂肪酸的安全攝取量是「完全不攝取」。

一般大家都知道，使用反式脂肪的物品有乳瑪琳和酥油（在各種油脂裡混入氫氣所製作出來的奶油代替品），這些油品大量用在零食、餅乾、土司、炸薯條等加工食品裡，加工乳酪裡面也有。只要含有油品的加工食品中都有可能包含反式脂肪酸，影響範圍相當廣大。

和歐美相比，日本人攝取反式脂肪酸的比率算是比較少的，但是如引言與第一章所說，最近日本的飲食生活明顯變得越來越西化，所以沒辦法概括性地肯定。不只是為了預防癌症，為了維持健康的生活，不讓毒物進入身體可說是最基本的條件。

我希望各位不要用在市面上所販賣的土司，塗抹奶油食用，如果要吃起司乳酪，也不要選擇加工乳酪，而是選擇優質的天然乳酪。我完全不建議食用蛋糕等西式點心，因為其中使用的脂肪和油可能會引發疾病。想吃點心的時候不要選擇加工零食，而是選擇堅果類、乾燥水果以及傳統的地瓜等等，盡可能選擇天然食品。

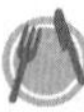

養成少吃的習慣

以食物來預防疾病，基本作法之一就是不要多吃，不要吃得太飽。日本自古以來就有許多勸戒不要吃太多的成語和俗諺，例如：「八分飽，不需醫生」、「肚子是身體的一部分」等，表示吃八分飽是維持身體健康的重要條件，不過我甚至覺得只要七分就好，因為已經有許多研究結果顯示少吃對身體健康有益。

順天堂大學教授暨抗老化學會理事白澤卓二醫生認為「飽食六～七分」飲食

為最有益的進食方式，因此大力提倡。在白老鼠等動物實驗中，如果把飼料降低成平常的60～70％，壽命可以延長四成之多。

古代日本人的飲食生活是早晚兩餐，直到江戶時代三餐才開始正式普及。據說亞洲、歐洲也有很長一段時期是一天兩餐，或許人類原本就適合一天兩餐的生活。

依照自己的消化能力，食用適當的份量，是很重要的。我自己的一日攝取量大概在一千六百～一千八百大卡左右，我一點也不覺得這樣太少，因為我一整天都在活動，所以活動量正好可以把這些熱量消耗完畢。

舉凡心臟功能不全、腎臟功能不全以及肝功能障礙，都是因為臟器過度運作所導致的疾病，至於消化道的過度運作則是會引起消化吸收不良，引起這些問題的原因就是吃太多。吃下肚的東西無法完全消化掉，最後變成代謝不良而生病。希望大家都能牢牢記住，吃太多會罹患癌症的原因。

依照自己的身型大小食用適當的份量是很重要的。一旦開始進行飲食療法，大部分肥胖的人都會有肥胖症狀消除的情形，體重會減輕三～四公斤，癌細胞也

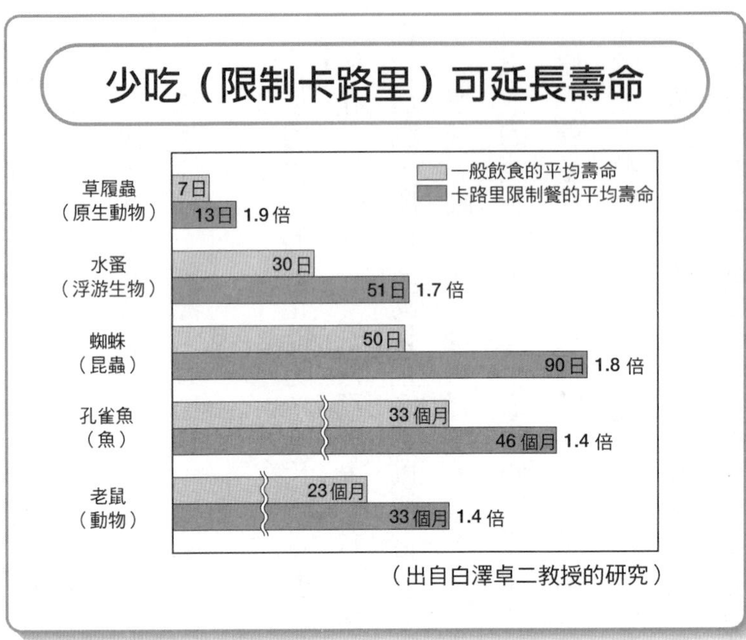

會跟著慢慢消失。

當然適合自己的食用量每個人都不一樣，所以我無法提出所有人都通用的建議。因為差異有時實在太大。接下來提出的例子可能有點極端，不過因為相當有說服力，故提出做為參考。

先前曾經介紹我學習過的八種飲食療法，其中帶給我最大影響的就是甲田療法。甲田療法創始人甲田光雄醫生有位從事針灸師的弟子，名叫森美智代，她在二十歲出頭時成為幼兒教師，但是卻在短短半年後出現嚴重的暈眩症狀，導致無法繼續工作，她為此跑遍了各大醫院，但是都沒辦法治療，最後她找上甲田醫生。她的病是非常難治的脊髓小腦萎縮症，不過她在甲田醫生身邊進行反覆斷食與少食療法，一、二年後完全克服了這難以治療的疾病。

後來這位女士發現自己的身體竟然變成一天只需要一碗青汁和啤酒酵母就能活下去，一天的卡路里攝取量大約只有八十大卡，從原本過度肥胖轉變成這樣的飲食生活，實在令人驚訝。

實際上我曾見過森女士。她的皮膚非常有光澤，體態略顯豐腴，相當健康。實在很難相信她一天只喝一碗青汁。目前森美智代女士已經以針灸師身分活躍超過十年。

對此進行檢驗的專家們提出的說法：「她大概是像草食動物一樣，透過腸道細菌消化一般人無法當成能量的膳食纖維，並轉換成能量來源和蛋白質來源（胺基酸）」。

第三章曾經提過「人類是接近草食性動物的雜食性動物」，而森美智代女士則是「人類是草食性動物」的完美證人。「我也想模仿這位女士一天攝取八十大卡就好！」如果這麼做實在有點太超過，不過這麼一來相信各位都能了解依照自己的身型大小食用適當的份量有多麼重要。

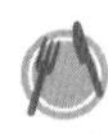

套餐料理的意義

不管是食用方式還是料理方式，都有一套對身體有益的規則，關於這一點，看看套餐裡的菜色就能了解，因為套餐料理是考慮到身體的消化能力而一道一道端上桌的。一開始是湯品，然後是清淡的前菜或是搭配用的小菜，最後才會端出魚類或肉類。

這麼做是有理由的。舉例來說，用貝類或是雞肉熬煮出來的湯品，擁有適度的脂肪和蛋白質，可以刺激消化道，於是胰臟、膽囊和肝臟會做好準備，開始分泌分解脂肪所需的膽汁和胰液等蛋白質分解酵素，之後等人們吃下份量比較重的主餐，如此一來消化吸收就會變得比較好。運動也一樣，突然做起活動量大的運動，會讓突然承受劇烈負擔的部位痠痛，所以一定要先做暖身運動，讓身體慢慢習慣。用餐也是如此。

從清淡到濃重，不管是日式還是西式飲食都有著相同的順序，最後端出來的甜點也是相當重要的一環。相信現在各位都知道，為什麼大多數的甜點都是以富含分解蛋白質和脂肪的食物酵素——水果為主。

還有一點，心情愉快地用餐也是很重要的。盡量避免一個人吃飯，可以和家人、朋友一起吃，重點是和大家一起開心用餐，這也是一個非常重要的飲食習慣。

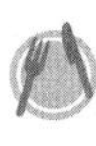

認識食品安全追溯系統，注意食品成分表

想要親自保護自己與家人的健康，我會建議各位養成一個習慣，就是善加利用食品安全追溯系統。

所謂食品安全追溯系統，就是讓商品的生產、製造加工、流通、販賣等路徑明確化，使食品的流通履歷得以回溯追蹤的一項機制。（註：台灣有「台灣農產品安全追溯資訊網」）

電器類製品從很早以前就會在上面打上編號，如此一來就能立刻查出生產工廠與生產日期。另外像宅配服務，也能輕鬆確認寄送出去的物品現在是什麼運送狀況。把類似做法套用在食品上面，就是食品安全追溯系統。

舉個例子，在超市的食品賣場裡，相信大家都看過不少商品會標示出「由某某縣市的某某人生產」之類的生產者情報，這也是一種食品安全追溯。

促成這項做法，最大原因就是當年震撼日本的狂牛症問題。由於國外發生了牛肉引起BSE（牛海綿狀腦病）的案例，所以二〇〇三年時日本政府制定了「牛肉食品安全追溯法」，以個體識別編號一貫管理國內所有的牛隻，藉此正確掌握所有的生產流通過程。原本法規只針對牛肉制定，但是後來也增加了關於蔬果、雞蛋、貝類、養殖魚以及海苔等相關指導原則，更有不少企業開始根據這些方針導入食品安全追溯系統。

因為各種複雜的手續流程和成本等問題，所以現在很難讓所有食品都加入食品安全追溯系統。不過根據調查，約有九成的消費者認為食品安全追溯是有其必要的，所以將來應該會以擁有自有品牌的企業，逐步開拓食品安全追溯系統。

就算是相同的蔬菜、水果、雞肉、雞蛋，培育方式不同會造成品質大不相同。環境汙染與食品添加物，逼迫消費者進入了危害健康飲食的時代。正因為如此，能夠看見生產者的商品才會帶給我們安心感。現在是必須謹慎選擇安全食品的時代。

危險度（風險）

⬇⬇⬇確實可降低　⬇⬇多半可降低　⬇有降低的可能性
⬆⬆⬆確實會提升　⬆⬆多半會提升　⬆有提升的可能性

	肝癌	大腸癌	乳癌	卵巢癌	子宮頸癌	前列腺癌	甲狀腺癌	腎臟癌	膀胱癌
	⬇			⬇	⬇	⬇	⬇	⬇	⬇⬇
			⬇⬇	⬇	⬇		⬇		⬇⬇
	⬆⬆⬆	⬆⬆	⬆⬆						
		⬆⬆⬆	⬆			⬆		⬆	
		⬆							
	⬆⬆								
		⬆			⬆⬆			⬆	⬆⬆

（出自世界癌症研究基金會「1997 年營養與癌症的相關整理」）

食物與癌症的關係

	喉頭癌	食道癌	肺癌	胃癌	胰臟癌	
蔬菜	⬇⬇	⬇⬇⬇	⬇⬇⬇	⬇⬇⬇	⬇⬇	
水果	⬇⬇	⬇⬇⬇	⬇⬇⬇	⬇⬇⬇	⬇⬇	
穀物（米、蕎麥、大麥等）		⬆		⬇		
茶類				⬇		
酒類	⬆⬆	⬆⬆⬆	⬆			
鹽分				⬆⬆		
肉類					⬆	
雞蛋						
食品汙染						
抽菸	⬆⬆	⬆⬆⬆	⬆⬆⬆		⬆⬆⬆	

第6章

脫離癌症的食物

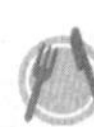

主食，糙米比白米好

近年來預防癌食品的研究相當盛行，例如：第五章介紹的「計畫性食品計畫」就是其中的代表。研究結果確定我們每天食用的食品中，含有多種能夠提高防癌功能的成分。

現在第六章就是要逐一介紹這些食材。請各位將這些知識記住，在每天的餐點中積極攝取這些食物。

米是由「米糠層」、發芽成長的「胚芽」以及營養成分所在的「胚乳」所組成的。米經過精製之後，食用的部份是胚乳，幾乎百分之百都是澱粉質，然而在精製手續後被去除的米糠和胚芽中卻含有能夠抗癌的成分。米糠的膳食纖維含有大量的六磷酸肌醇（簡稱ＩＰ６），不只能夠抑制癌細胞增殖，還能誘導細胞分化，使細胞不癌化。

糙米還含有其他像是維生素Ｂ群、維生素Ｅ和硒素等礦物質，膳食纖維和亞麻油酸等營養。其中維生素Ｂ群能夠幫助醣類代謝中心——檸檬酸循環順暢運作，可以有效預防癌症。

此外，米糠的半纖維素（hemicellulose）發酵之後，能夠生成阿拉伯木聚醣（arabinoxylan），可促使殺死癌細胞的自然殺手細胞大量增殖。不過由於胚芽部位容易累積農藥，所以請一定要選擇無農藥米或是低農藥米。理想是把糙米當成主食每天攝取一次，就算一週只吃兩三次，也能有效達到預防癌症的效果。

糙米比較硬而且有種特別的味道，所以很多人因此不喜歡糙米。對於這些人，我會推薦他們食用營養價值略遜一籌，但還是保有胚芽的胚芽米，也可以善用刻意發芽的發芽糙米。除了米之外，我也建議食用雜糧和豆類混合的五穀米，因為雜糧裡含有維生素B_1、維生素B_2和礦物質等營養。

蕎麥也是希望各位能夠拿來當成主食的食物，因為裡面含有大量維生素B_1和維生素B_2，還含有能夠強化微血管的芸香素（rutin），是能夠有效預防高血壓的優良食物。

大麥含有高出精製白米二十倍左右的膳食纖維，其中的水溶性纖維葡聚多醣體，能使巨噬細胞活性化，抑制癌細胞增生，且葡聚多醣體具有降低膽固醇功

米的處理方式會影響營養素含量！

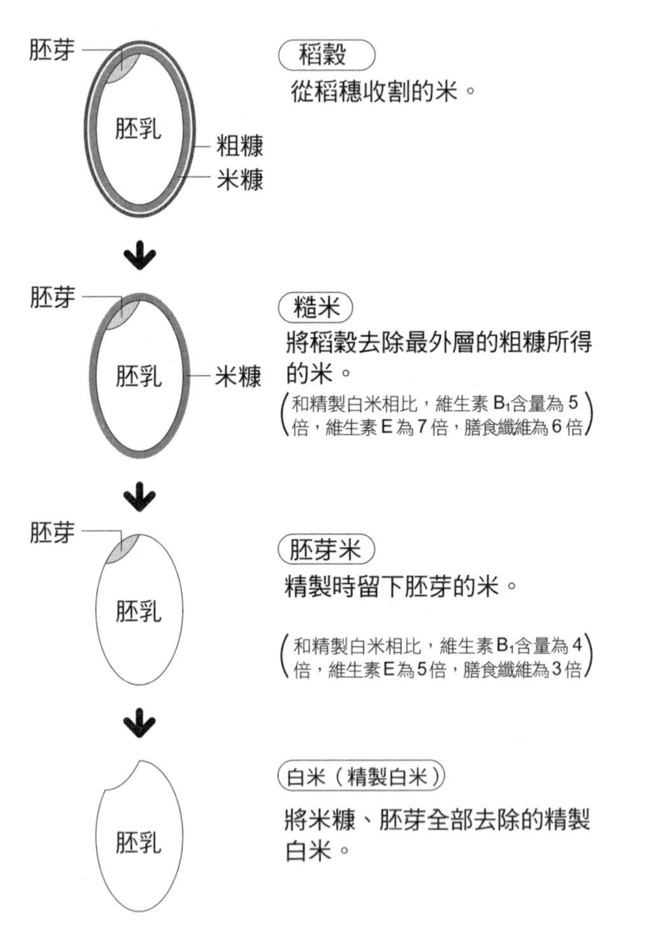

能，早已獲得FDA（美國食品藥物管理局）認可。小麥也一樣，保留胚芽或外皮的全麥麵粉，較精製品含有更多的膳食纖維、營養和酵素，更值得推薦，因此麵包類建議食用全麥麵包而不是精製麵包。

燕麥對日本人來說比較陌生，它在美國是燕麥片的原料，被認為是一種優秀的防癌食品，不妨偶爾將主食改成燕麥片或早餐穀片，讓飲食生活增添一點變化。

糙米和全麥小麥都是防癌食品，歸類在計畫性食品第II類，大麥則是屬於第III類。

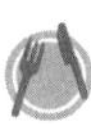

一天一顆芋頭，有效預防癌症

重要性次於白米等穀類的食物，就是根莖類和豆類，以下將會依序介紹。根莖類的特徵就是含有豐富的膳食纖維，功能不只是預防便秘，還可以促進腸道膽固醇排出體外。

纖維成分會成為腸道益菌的食物，促使益菌繁殖，對於讓腸道菌叢正常化有極大的效果，建議多花一點功夫，例如：做成地瓜飯，盡可能地讓餐桌上每天出現一種根莖類食品。

●馬鈴薯—每天吃可防癌

馬鈴薯含有豐富的維生素C和鉀，主要成分為澱粉，是一種可以當成主食的蔬菜，世界各地都有種植。馬鈴薯維生素C的含量之多，和奇異果、酸橘兩者比肩，在法國甚至因為馬鈴薯的高營養價值而稱為「大地的蘋果」。

對於歐洲人來說，馬鈴薯是相當於主食的重要食物，如同梵谷名畫《吃馬鈴薯的人》所描繪的，對於貧困階級來說，馬鈴薯是不可或缺的食物。

一八四五年到一九五〇年間，歐洲全境發生了馬鈴薯饑荒的嚴重歉收，愛爾蘭是歉收最嚴重的地方，約有一百萬人因為飢餓和疾病而死，另有二百萬人為了生存而移民新大陸等地。其中移民最有名的人物就是約翰．甘迺迪的祖先。

有一說認為，只要每天吃一顆馬鈴薯，就能有效預防癌症，表示維生素C的抗氧化作用很強大，因此出現這種說法。馬鈴薯還能提高免疫力，抑制動脈硬化惡化，預防老化。儘管維生素C不耐高溫，但是馬鈴薯中的維生素C在澱粉的保護之下，就算蒸上四十分鐘也能保留超過70%，可以有效攝取維生素C。

馬鈴薯含有相當豐富的鉀，能夠調整身體的礦物質平衡。礦物質平衡失衡時會讓細胞受損，造成癌細胞。另外鉀還能有效預防老化，改善高血壓。

馬鈴薯的膳食纖維很豐富。膳食纖維能夠促進排出腸道的膽固醇，能有效調整腸道環境。馬鈴薯皮含有綠原酸（chlorogenic acid）這種抗氧化物質，所以建議將嫩芽去除之後，連皮一起吃最好。主要產季在春天和初夏，歸類在計畫性食品第Ⅲ類。

●地瓜——三種優秀功能

秋季美味的代表食物就有地瓜，地瓜裡面同樣含有豐富的維生素C，強大的抗氧化作用能夠預防自由基所引起的氧化，因而成為提升免疫力的一大助力。地瓜的膳食纖維很豐富，和馬鈴薯一樣能夠調整腸道環境。另外地瓜還能促進腸子蠕動，含有軟化糞便的成分。地瓜皮也和馬鈴薯一樣含有綠原酸，建議一定要連皮一起吃。

地瓜是拯救日本人脫離饑荒的食物，大概在二百七十年前的江戶時代，第八代將軍德川吉宗在位時，從薩摩國引進了「甘藷」，命名為「薩摩芋」，開始從關東地區擴大到全日本。爾後便成為一種防飢荒作物，拯救在江戶後期接連發生的大饑荒當中庶民的飲食。

●山藥、芋頭——富含消化酵素

山藥的澱粉，將糖原質（glycogen）分解成糖的澱粉酶（amylase），分解澱粉的澱粉糖化酵素（diastase），以及將葡萄糖分解成血糖的葡萄糖苷酶（glucosidase）等消化酵素，大約是白蘿蔔的三倍之多。消化酵素在沒有經過加熱的情況下活性較高，所以將山藥磨成泥直接食用，可說是能夠充分發揮消化酵素功效的食物。

另外中醫認為，食用具有黏性的食品能夠提高免疫力，所以山藥（淮山藥）、山芋都可以拿來入藥。將醣類變換成能量時，發揮作用的維生素B_1，以及能夠預防高血壓的鉀，在山藥、芋頭中含量也都相當豐富。

芋頭含有維生素B_1、鉀、鎂、鐵、鋅、銅等營養素，獨特的黏稠感是來自於甘露聚糖（mannan）、黏蛋白（mucin）和半乳聚醣（galactan）等膳食纖維。甘露聚糖能夠預防便秘、肥胖和糖尿病，降低膽固醇；黏蛋白能夠保護胃壁黏膜；半乳聚醣則能夠預防便秘，同時有效降低血糖和膽固醇。山藥、芋頭的產季為冬天。

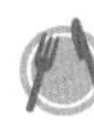

大豆與大豆食品中的異黃酮素

大豆和蒜頭、高麗菜等食物，並列計畫性食品的第Ⅰ類，屬於最優良的防癌食物。大豆一直支撐著日本人的飲食生活，自古以來就被稱為「田中的肉」，廣泛利用於製作豆腐、納豆、綠豆芽、毛豆、味噌、醬油、豆漿、豆皮、炸豆腐等食物，也可被加工製成黃豆粉和大豆油等，和生活密切相關的重要食品。

大豆中最值得注意的成分就是異黃酮素。根據京都大學名譽教授家森幸男醫生的研究結果，異黃酮是一種多酚，具有抑制乳癌和前列腺癌的功效。乳癌、前列腺癌都是有荷爾蒙依賴性的癌症，女性荷爾蒙和男性荷爾蒙會讓癌症成長。由於異黃酮的結構和女性荷爾蒙（雌激素）以及男性荷爾蒙相當類似，可以代替這些性荷爾蒙，與癌細胞的接受器（receptor）結合，進而防止癌症惡化。

過去日本人比較少見乳癌和前列腺癌，原因普遍認為是因為豆類飲食文化的關係，家森醫生說過「每天吃二大塊豆腐，就能預防八成的乳癌和前列腺癌」。

此外大豆含有皂素（saponin）和卵磷脂（lecithin）等成分，治療癌症用的中藥也含有皂素，具有抗氧化和提升免疫力的作用。卵磷脂則是支撐腦部記憶與思考等動作的重要營養素。除此之外大豆還有多種豐富的維生素與礦物質，是一種能夠充分發揮植物功效的優秀食物。

●納豆——世界知名的健康食品

納豆是將水煮過的大豆發酵製成，是世界知名的日本健康食品。在發酵過程中，會產生出多種不同的酵素，例如：分解蛋白直的蛋白酶（Protease）、分解脂肪的脂酶（lipase）、以及分解澱粉的澱粉酶等。納豆的黏稠部位更含有能夠預防動脈硬化的納豆激酶（Nattokinase）。

在日本年節料理當中不可或缺，用於「祈禱能夠過得健健康康」的黑豆，以及「祛除邪氣」的節分灑豆日，在日本人的生活中，豆類是絕對不可少的重要存在。

納豆當然在預防癌症方面是極為重要的食材，務必希望大家能夠多吃納豆，多喝豆漿，一天吃一塊豆腐。

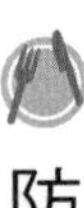

防癌重點在大量攝取蔬果

蔬果對身體的好處相當多。尤其在預防癌症這一方面。第五章曾經介紹過濟陽式飲食療法的重點就是大量攝取蔬菜水果，下列是蔬果所擁有的功效：

○營養補充
○減少自由基的抗氧化作用
○補充鉀等礦物質與維生素
○大量補充多種酵素

○增強殺菌作用

○使排便順暢的整腸作用

○增強免疫作用

尤其生的蔬果中更是富含能夠維持細胞礦物質平衡的鉀，以及消化、代謝等所有生命活動所必需的酵素。而且又有抵銷癌症元凶——自由基毒素的抗氧化作用。任何一種擁有治療實績的飲食療法，都再三強調一定要攝取蔬菜。

世界知名的流行病學家，日本國立癌症中心的平山雄醫生也曾多次提出報告指出，多吃蔬果的人，癌症發病的機率比不吃蔬果的人還要少。

美國的研究指出，蔬果是和抑制癌症最有關連性的食品之一，「預防癌症的十五項要領」建議一天必須攝取四百～八百公克的蔬果。

在我問診過的二千多例癌症病患中，絕大多數的人都是蔬果攝取不足。接下來要具體介紹各種蔬果的功效。

●高麗菜──頂級防癌食品

〔葉菜類・淺色蔬菜／產季依品種不同〕高麗菜在古代歐洲被視為治療百病的藥物。在計畫性食品當中屬於第I類，是重要性最高的食物之一。十字花科蔬菜特有的異硫氰酸酯（Isothiocyanate）成分，具有抑制癌症的功效，且能增強肝臟解毒酵素的功能，讓致癌物等有害物質的毒性消失。

除此之外，俗稱高麗菜精的維生素U，是一種水溶性維生素，能夠有效恢復胃炎和胃潰瘍。其他還有維生素C、維生素K和葉酸等維生素，以及鉀、鈣等礦物質，膳食纖維也很豐富，能夠改善新陳代謝。每個季節都有盛產的不同高麗菜種類，例如：早春高麗菜等，全年都可買到。

●白菜──改善礦物質平衡的鉀

〔葉菜類・淺色蔬菜／產季為冬季〕成分有95%是水，含有維生素C以及鉀、鈣、鎂、鋅等礦物質，全是能夠提高免疫力的重要營養素。

鉀尤其能夠改善細胞內的礦物質平衡，讓逐漸癌化的細胞正常化。由於白菜和高麗菜同屬十字花科，所以同樣擁有異硫氰酸酯的防癌效果，膳食纖維很豐富，所以也有預防大腸癌等病的功效。可以用來煮火鍋、燉熬、煮湯、涼拌，是一種食用方式相當多變的食物。

●芹菜—香氣成分能預防動脈硬化

〔葉菜類．淺色蔬菜／全年皆產〕屬於計畫性食品第I類。芹菜特有的清爽香氣是來自於芹菜甙（Apiin）和吡嗪（pyrazine），吡嗪擁有預防血栓和動脈硬化的功效，也能有效防癌。

此外芹菜也含有豐富的胡蘿蔔素和維生素C，這些都是抗氧化物質，能夠預防癌症。直接生食也能享受到清爽的滋味，所以適合打成蔬果汁飲用，或是做成沙拉、煎炒、燉煮、湯品等，烹調方式多樣。

●白色花椰菜──有害物質之解毒

〔葉菜類．淺色蔬菜／產季為晚秋至冬季〕白色花椰菜和高麗菜是親戚，含有豐富的維生素C，只要吃下一百公克就能攝取到一天的必須攝取量。白色花椰菜中的維生素C，加熱損失的量比較少，是非常適合用來補充維生素的食物。

此外它也含有十字花科蔬菜特有的異硫氰酸酯，能夠強化有害物質的解毒作用，藉此使癌症難以發作。市面上可以買到許多不同顏色的花椰菜，隨著顏色不同，營養素也有些差異。

●波菜──胡蘿蔔素能去除自由基

〔葉菜類．深色蔬菜／產季為冬季〕深色蔬菜是防癌食物的最佳代表，其中菠菜的營養價值之高更是無人能及。菠菜當中的胡蘿蔔素擁有抗氧化效果，能夠除去造成正常細胞癌化的自由基。

膳食纖維也很豐富，能夠吸附腸道的廢物和致癌物質並且排出，對於預防大腸癌貢獻良多。擁有造血功能的鐵、錳等礦物質，以及維生素B_1、維生素B_2和葉酸含量都很豐富。由於造成苦澀味的草酸（oxalic acid）含量相當高，可以先在水裡加入一小撮鹽快速燙過，去除苦澀味再烹調。

●小松菜（日本油菜）——預防癌症與動脈硬化

〔葉菜類．深色蔬菜／產季為冬季〕與波菜同為深色蔬菜的代表。

具抗氧功效的胡蘿蔔素和維生素C含量皆十分豐富，因此可以期待預防癌症與動脈硬化的效果，另外含有豐富的抗癌成分硫醣苷（glucosinolate）和穀胱甘肽（Glutathione）。和菠菜相比，苦澀味和草酸都比較少，可以直接生吃，可以當成蔬果汁的原料。

●油菜花——代表春天的防癌蔬菜

〔葉菜類．深色蔬菜／春季盛產〕油菜花是代表春天的防癌蔬菜，含有胡蘿蔔素、鈣、鉀、維生素C，能夠均衡攝取到礦物質與維生素。維生素C有強大的抗氧化作用，因此經常使用於預防癌症、預防動脈硬化、預防老化等用途。由於可以生吃，所以打成蔬果汁再攝取，是個不錯的方式。

●青紫蘇——胡蘿蔔素含量最高

〔葉菜類・深色蔬菜／夏、秋盛產〕紫蘇可以分為綠色的「青紫蘇」和偏紫黑色的「紅紫蘇」兩種。青紫蘇又名大葉，胡蘿蔔素的含量在所有蔬菜中首屈一指。

胡蘿蔔素具有預防癌症最重要的抗氧化功能，同為抗氧化物質的紫蘇，也含有維生素C與維生素E，能夠抑制自由基，強化免疫力。

紫蘇的α亞麻酸會在體內轉換成多元不飽和脂肪酸（EPA），使免疫系統正常化。紅紫蘇的胡蘿蔔素含量較青紫蘇略低，其他營養價值都一樣，可以當成香辛料使用，所以可增加食用次數，對健康多有益處。

●番茄——番茄紅了，醫生的臉就綠了

〔果菜類．深色蔬菜／夏季盛產〕屬於計畫性食品當中的第II類。英國甚至有句諺語說：「番茄紅了，醫生的臉就綠了。」根據美國國家癌症研究所與哈佛大學的合作研究結果，一星期吃十個番茄的實驗組和不吃番茄的對照組相比，前列腺癌減少了55％。

日常生活中餐餐都有番茄的義大利南部，向來以鮮少消化器癌症聞名，例如：大腸癌等癌症，這就是番茄的色素成分——茄紅素的力量，它能夠防止細胞老化以及癌症病發，至於其他像是胡蘿蔔素和維生素C等營養素也有抗氧化效果。茄紅素可耐高溫，溶解在油類中，吸收率就會變高，所以番茄非常適合用來烹調，建議每天飲用番茄汁等方式，多多攝取。

●南瓜——對肺癌、皮膚癌有效

〔果菜類．深色蔬菜／夏季盛產〕南瓜的黃色色素成分——胡蘿蔔素，會在

體內轉變成人體所需的維生素A。維生素A具有抗癌功效，尤其對肺癌、皮膚癌和食道癌都很有效。

其他像硒（selenium）和酚類（phenol）都是預防癌症的成分，充分存在於南瓜皮中，所以能連皮一起吃。南瓜盛產期是夏季，不過能夠長期久放，所以冬天也能攝取到。

●綠色花椰菜──嫩芽含有超強抗癌功效

〔發芽蔬菜．深色蔬菜／產季為冬天〕屬於計畫性食品第II類，含有最佳預防癌症成分的蘿蔔硫素（sulforaphane），也就是一種異硫氰酸酯。

綠色花椰菜具有預防癌症發生和抑制細胞癌化的效果，能使肝臟解毒酵素的功能活性化，來預防癌症，防止自由基危害的抗氧化功能也非常優秀。此外還含有豐富的多種維生素、酵素和葉綠素等營養，能夠預防癌症與老化。

蘿蔔硫素是在細胞遭受破壞之後才會產生，所以最有效的攝取方式是仔細咀嚼之後吞下去。為了預防水溶性維生素流失，用水汆燙的時間必須短而迅速。此外綠色花椰菜嫩芽，擁有致癌物質毒素的解毒酵素，活性強度大約是成熟花椰菜的三十～五十倍，建議可以把嫩芽做成沙拉來食用。

●白蘿蔔——消化酵素之王

〔根菜類．淺色蔬菜／產季為夏秋冬〕白蘿蔔的辣味成分異硫氰酸酯，除了擁有殺菌作用，還是一種強大的抗氧化物質，可以有效預防癌症和血栓形成。

白蘿蔔能促進白血球活性化，讓致癌物質無毒化，其中最著名的機能成分就是澱粉糖化酵素，這是所有含有澱粉分解酵素「澱粉酶」的消化酵素總稱，研究發現其中也含有能夠加水分解的蛋白質、脂肪和核酸酵素，幾乎算是消化酵素之王。

此外，白蘿蔔也含有豐富的氧化酵素（oxidase），可以解除會致癌的烤魚烤焦部分的毒性。異硫氰酸酯是在白蘿蔔細胞遭受破壞時才會產生，所以切成絲或是磨成泥等烹調方式最能有效攝取。舉凡搭配生魚片的白蘿蔔絲和搭配烤魚的白蘿蔔泥，都是有科學根據的。建議養成每天攝取的習慣。

●蕪菁——葉子的營養素比根部還多

〔根菜類・淺色蔬菜／產季為春秋冬〕在食用蕪菁的時候，都是食用根部，根部絕大部分都是水分，同樣含有抗癌成分異硫氰酸酯，也含有包括澱粉酶在內的澱粉消化酵素，以及其他各種消化酵素，能夠充分發揮促進消化與整腸的效果。

蕪菁的葉片擁有遠高於根部的營養成分，這點比較特別。蕪菁葉是一種深色蔬菜，擁有具備抗氧化功能的胡蘿蔔素和維生素C，鐵、鈣、鉀，以及能夠協助排出有害物質的膳食纖維等，防癌所必備的機能成分非常豐富，所以食用蕪菁時請一定要同時攝取葉部和根部。葉片可以用水加入一些鹽巴汆燙，或是用火快炒，也可以加入味噌湯。

●胡蘿蔔——抗氧化功能強大的代表性深色蔬菜

〔根菜類・深色蔬菜／產季為春季至初夏、初冬〕計畫性食品第I類，深色蔬菜的最佳代表。擁有強烈抗氧化功能的胡蘿蔔素（Carotene），就是根據胡蘿蔔的英文「carrot」來命名的，胡蘿蔔素能夠抑制細胞癌化。

它能提高免疫功能的中心角色——巨噬細胞的攻擊能力，鉀和鈣質的含量很豐富，亦含有維生素C和膳食纖維。進行飲食療法時，胡蘿蔔是能多多攝取的蔬菜，最適合打成蔬果汁飲用。胡蘿蔔的營養素大多聚集在皮附近，所以食用時最好不要去皮。

●牛蒡──富含膳食纖維

〔根菜類．淺色蔬菜／產季為春、冬季〕牛蒡的特徵就是含有豐富的纖維素和木質素（lignin）等膳食纖維，同時擁有水溶性和不溶性兩種膳食纖維，能夠適度地刺激腸道，消除便秘，並吸附膽固醇與部分有害物質，排出體外。腸道環境獲得改善，自然能夠預防大腸癌或直腸癌等癌症。

木質素本身就含有抗菌功能，已確認具有抑制所有癌症發生的作用。而牛蒡所含的抗氧化物質——綠原酸，以及香味成分——木香內酯（mokkolactone）都是能夠預防癌症的成分。美味和香味成分大多都在表皮，所以請用菜瓜布等工具仔細清洗後，連皮一起吃，可以用炒的，或是做成沙拉食用。

●洋蔥—具有排出致癌物質的催淚成分

〔莖菜類．淺色蔬菜／產季為春季〕屬於計畫性食品第II類，俗話說，多吃洋蔥就能常保健康、不懼病痛。

這都是因為二丙烯基硫化物（diallyl sulfide）的功效。二丙烯硫化物的代表性物質為蒜氨酸（Alliin）。剝開時除了會發出獨特的氣味，還會刺激眼睛，這是因為蒜胺酸在細胞遭到破壞時會因為酵素發揮作用，轉變成具有催淚成分的硫磺化合物「大蒜素」（allicin）。大蒜素具有降低膽固醇，抑制血小板凝集等功效。

此外洋蔥還有促使致癌物質排出體外的解毒功能，當中所含的一種多酚「槲皮素」（quercetin）擁有抑制腫瘤產生以及癌細胞成長等功效，一般公認具有高抗癌效果。又以保護皮膚，防止紫外線傷害最為有效，具有預防皮膚癌的效果。洋蔥耐高溫，可以長時間燉煮或大火快炒，便於攝取。如果想生吃，建議選擇早春洋蔥或是紫洋蔥為佳。

●大蒜——癌症預防食物第一名！

〔根菜類．淺色蔬菜／產季為春季至初夏〕大蒜是計畫性食品第I類中，最上位、重要性最高的食品。大蒜中所含的氣味成分——硫磺化合物大蒜素，能讓檸檬酸循環重新賦活，產生龐大的能量，所以能夠發揮消除疲勞與提升免疫力的效果。

此外大蒜還能預防血栓形成、改善脂肪代謝，並減少中性脂肪和ＬＤＬ膽固醇。含有鉀和維生素B_1、維生素B_6，能夠改善礦物質平衡與代謝功能。

美國與中國山東省的共同調查，以及義大利等地的調查，都證明了大蒜的抗癌作用。以葛森療法聞名的飲食療法先驅，麥克斯．葛森博士，早在五十年前就已經發表研究，指出經常食用大蒜的義大利南部、希臘、前南斯拉夫等地的癌症發病機率相當低，是一種能在做菜時自由運用的食物。

●茄子──深色色素將自由基阻隔在外

〔果菜類・茄科蔬菜／產季為夏季〕被歸類為計畫性食品第II類。茄子等夏季蔬菜的深色，是為了讓本身免於自由基的毒害，是植物的天然防禦機制，主要色素有花青素、類黃酮和類胡蘿蔔素等色素。

茄子的紫色來自於一種花青素，名為飛燕草色素（delphinidin）。飛燕草色素含有非常強大的抗氧化作用，能夠去除自由基，並有效抑制促進癌症發生的啟動子（promoter）作用。由於飛燕草色素耐高溫，適合加熱烹調，建議仔細清洗後連皮一起食用。

●青椒──預防癌症的王牌成分齊聚一堂

〔果菜類・茄科蔬菜／產季為夏季〕被歸類為計畫性食品第II類，含有豐富的胡蘿蔔素（維生素A）、維生素C和維生素E，這三種維生素被稱為預防癌症的王牌（ACE），能夠預防癌症、生活習慣病以及減緩老化。

青椒的維生素C就算加熱也不易流失，若是和油脂一起攝取，能一併提高維生素A的吸收率。根據收穫時期不同，可分為綠色和紅色兩種。成熟紅色青椒的維生素C是青椒的二～三倍，是檸檬的將近二倍，彩椒也是青椒的一種，能以火炒或是製成沙拉食用。

●蕗蕎——對肺癌、皮膚癌有效

〔根菜類・百合科蔬菜／產季為梅雨季〕蕗蕎又稱辣韭、蕎頭、火蔥，在中醫領域被當成一種生藥，藥效早已備受肯定，原因在於其含有特殊的皂素和異甘草素（Isoliquiritigenin）兩種卡爾康（chalcone）成分，異甘草素對於癌前病變治療有效。

除此之外，也有實驗數據結果公布蕗蕎對於肺癌和皮膚癌有效。氣味成分的硫磺化合物「二丙烯硫化物」具有抗菌功效。蕗蕎當中確實含有多種對人體有益的成分，不過有某些物質對人體作用過強，吃太多反而對身體不好。建議一天只要攝取中等大小的蕗蕎四～五個即可。

●蔥—活化攻擊癌症的細胞

〔葉菜類．蔥科蔬菜／產季為冬季〕蔥和洋蔥一樣，含有豐富的二丙烯基硫化物，當中的大蒜素能讓體內代謝醣類成能量的效率變好，有效預防癌症。

此外二丙烯基硫化物，還能讓攻擊體內癌細胞的自然殺手細胞活性化，發揮防癌功效。蔥含有抗氧化作用強大的維生素C和胡蘿蔔素，可以直接切碎當成香辛料，加入湯品、納豆和豆腐一起煮，也可以燉煮或快炒。

●薑—人氣直升的健康食品

〔根菜類．薑科蔬菜／全年皆產〕歸類於計畫性食品第I類。薑的抗發炎效果，能夠防止某些在癌症發病過程中會形成的物質出現，阻止癌症發作。另外薑具有強大的抗氧化作用，可以抑制自由基所引起的癌細胞化。

最近薑的健康效果受到大眾矚目，人氣高漲到日本出現了新的單字「Ginger」來形容超愛吃生薑的人。可以試著切片沾蜂蜜吃，或是磨成泥，加進果汁、紅茶或湯品裡飲用。

●其他蔬菜

廣受喜愛的中國蔬菜——青江菜，裡面含有豐富的抗氧化成分，給人裝飾用印象的荷蘭芹也含有豐富的預防癌症的王牌（維生素A、維生素C、維生素E）。其他像明日葉當中含有卡爾康（chalcone）、香豆素（coumarin）等抗氧化物質，韭菜裡含有大蒜素。先前已經介紹過的大蒜素，是洋蔥、大蒜、蔥、辣韭等蔥屬（Allium）植物中的香味成分，會發出硫磺化合物的特殊氣味，增加白血球與淋巴球的作用也相當良好，是最適合用來提升免疫活性的食物。

至於蘆筍，這裡就不列舉天門冬氨酸（aspartic acid）與其他各式各樣的特長了。茼蒿、小黃瓜、萵苣、苦瓜等蔬菜也一樣。請注意觀察盛產時期與流通時期，有效地運用全年度的盛產蔬菜吧！

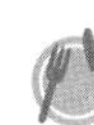

菇類能夠一次預防三大生活習慣病

我們的體內具有免疫功能，能在癌細胞出現的時候發動攻擊。菇類能讓人體內的免疫功能活性化，擁有免疫賦活功效，對於預防癌症非常有效。菇類含有葡聚多醣體的成分，能夠提高免疫力，葡聚多醣體可以刺激腸道的淋巴組織「培氏斑」（Peyer's patch），使巨噬細胞和淋巴球增殖。

除此之外，菇類也擁有很好的抗氧化功能，能夠有效抑制自由基。由於自由基會引發生活習慣病等疾病，菇類可以預防這些疾病發生，另外對於防止心臟病和腦中風也都相當有效，好處多多。

菇類的豐富膳食纖維，還具有降低膽固醇的效果。總結來看，菇類可以有效預防三大生活習慣病，是一種非常寶貴的食物，請積極攝取。

●椎茸—可作為治療用藥物

椎茸的抗癌效果相當有名，其中的有效成分「香菇多醣體」（Lentinan）更被實際當成治療藥物使用，而且現在已確定香菇嘌呤（eritadenine）這個物質能夠降低血壓和膽固醇。

在此建議大家製作香菇萃取液來飲用，不一定要買椎茸，只要是菇類即可。先將一棵大棵乾燥香菇（小棵則需要二、三棵）仔細清洗，浸泡在一大杯水裡，放在冰箱靜置一晚，隔天早上飲用即可。由於香菇嘌呤容易溶解於水，所以大部分都會被溶解在浸泡液裡。而剩下的香菇則可以用來煮湯，可說是一舉兩得。

●舞茸—對乳癌、子宮癌有效

以前舞茸被稱為傳說中的夢幻香菇，但是最近發展出人工栽培技術，所以變得比較容易購買。白老鼠實驗已經證實，舞茸具有所有菇類最強的抗癌功效。

葡聚多醣體具有抗腫瘤作用。而舞茸所含的葡聚多醣體「舞茸多醣複合物D」，抗腫瘤作用比其它葡聚多醣體都更良好，能夠提高白血球等免疫細胞的功效，發揮抗癌作用，對於乳癌、子宮癌、前列腺癌、肺癌等癌症都有一定的效果。可以快炒，也可以放進火鍋裡享用。

●杏鮑菇──栽種農家的癌症風險減半！

杏鮑菇所含的糖蛋白（Glycoprotein）成分具有抗癌效果，因此備受矚目。另有調查指出，每周都會有三天以上攝取杏鮑菇的長野縣栽種農家，癌症死亡危險度是平均值的一半以下。

建議各位在食用杏鮑菇時，採用能夠有效吸收營養成分的烹調方式，例如：茶碗蒸、火鍋、湯品等，其中茶碗蒸是最能有效吸收杏鮑菇營養素的吃法。

●鴻喜菇──提升免疫力與抗氧化作用

一年四季都能買到，學名叫做「Hypsizygus marmoreus」，鴻喜菇不只能夠提高免疫力，還有抑制生成過氧化脂質的抗氧化作用。由於鴻喜菇的營養成分相當耐高溫，所以不管是燉煮還是燒烤都不會受損。

食用重點在於仔細咀嚼。鴻喜菇的營養成分和唾液中的α澱粉酶混合之後，效果會更加顯著。建議拿來當成煮湯的材料，可以一次滿足便宜、美味和方便的三大好處。

●珍珠菇──黏稠成分擁有預防癌症的效果

在所有可食用菇類當中，珍珠菇是蛋白質和膳食纖維皆相當豐富的優良食品。表皮上有黏滑溜溜的黏液，含有豐富的藥效成分，實驗結果已證明，黏液擁有防癌的效果。建議做成湯品，把滑溜溜的黏液一起吃下去，藉此有效攝取珍珠菇的有效成分。

無論是哪一種菇類，食用時最重要的就是適量食用，而非一次大量攝取。重點在於每天更換不同的菇類，並長期地食用。

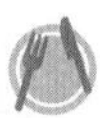

重要性僅次於蔬菜的水果

水果含有豐富的維生素C與多酚等抗氧化物質，接下來將在眾多的水果中列出個人特別推薦的水果，以供參考。

●蘋果——遠離醫生的營養價值

這是我最後終於找到重要性和檸檬相當的水果。歐美國家自古就有「多吃蘋果、胡蘿蔔就不需要醫生」的諺語，可見蘋果是營養價值相當高的水果。蘋果的果肉部分含有槲皮素，果皮則含有花青素等豐富的多酚。二者都擁有高度的抗氧化作用，能夠預防癌症。

另外蘋果還含有一種名叫果膠的水溶性膳食纖維，能夠抑制腸道腐敗菌增生，調整腸道環境。因此特別建議用在預防消化道方面的癌症。富山醫科藥科大學田澤賢次教授的研究指出，蘋果果膠能讓腸道內的pH值酸性化，促進乳酸菌與比菲德氏菌等益菌繁殖，並使產氣莢膜梭菌等壞菌減少，如此一來能抑制致癌物質亞硝胺的產生，因而獲得預防大腸癌的功效。

目前已在蘋果中檢測出丹寧（tannin）和兒茶素等將近十種的多酚成分，其中大多集中在果皮，建議把蘋果仔細清洗後，連皮一起吃。

●檸檬──愛吃者多長壽

第三章介紹過幾位活力十足的人，大多都是檸檬愛好者。大家都知道，檸檬中的維生素C與檸檬酸，擁有減輕疲勞和提高免疫力的作用。檸檬酸能讓進行能量代謝的檸檬酸循環機能更順暢。若想要有效率地製造能量，檸檬酸是不可或缺的成分。

第二章有提到，如果檸檬酸循環不能順暢運作，則會有罹癌的風險。大多存在於檸檬果皮的黃色色素聖草次苷（eriocitrin檸檬多酚），具有良好的抗氧化作用，能夠去除自由基，抑制過氧化脂質的形成，建議攝取量為一天二個檸檬，可以和蔬菜汁混合飲用，也可以做成蜂蜜檸檬汁，或是做成蜂蜜漬檸檬切片，會比較容易食用。

檸檬的果皮含有超過果汁含量約十倍的聖草次苷（eriocitrin），由於其他種類的多酚成分也希望能夠盡量攝取，所以請選用可以連同果皮一起食用的無農藥或低農藥檸檬。

在此順便介紹一下其他種類的柑橘類水果。柑橘類是所有水果中進行過最多流行病學相關研究的水果，也是功效不錯的防癌食品。

葡萄柚裡含有豐富的維生素C，而檸檬酸則有預防癌症的效果。

橘子是類胡蘿蔔素和維生素C的寶庫。日本溫州橘中所含的抗氧化物質隱黃素（cryptoxanthin）受到眾人矚目，在動物實驗中已經證明擁有預防癌症的功效。

柳橙含有豐富的維生素C，也含有胡蘿蔔素以及能夠調節礦物質平衡的鉀，此外還有鈣、磷、鎂等礦物質。

橘子的酸味是來自於檸檬酸，擁有預防癌症的功效。

由於擁有獨特的香味與酸味，柚子成為日式料理的香辛料，廣受眾人喜愛，柚子也含有檸檬酸、琥珀酸（succinic acid）和蘋果酸，以及豐富的維生素C維生素E，能夠預防癌症。

不管哪一種柑橘類水果，都擁有消除疲勞和改善高血壓等功效，能夠預防生活習慣病。可以作成果汁，也可以當成零食、點心或香料，希望大家能多多活用。

●西瓜──對腎臟有益的利尿作用

西瓜可說是夏季水果的代名詞，含有豐富的胡蘿蔔素和鉀。由於西瓜含有瓜胺酸（citrulline）這個利尿成分，所以當西瓜和鉀一起產生作用，能幫助腎臟功能，並改善高血壓和預防癌症。

哈密瓜含有豐富的高抗氧化物質胡蘿蔔素和維生素C，水蜜桃可以依照果肉顏色分為白桃、黃桃和紅桃，白桃含有一種名為類黃酮（flavonoid）的多酚，黃桃含有胡蘿蔔素，紅桃則含有大量的花青素，每種營養素都擁有強大的抗氧化作用，可以有效預防癌症、動脈硬化和預防老化。

●蜜棗──抗氧化功效最高

美國農業部和塔夫斯大學老化研究所中心的研究，都證實了在所有蔬菜、水果以及豆類當中，蜜棗（指加州蜜棗）含有最強大的抗氧化功效。英文甚至被稱為「Miracle fruit」（奇蹟之果）。

蜜棗獨特的紅色來自於花青素，有益甲狀腺癌，此外目前已得知蜜棗含有未知的抗氧化物質。

可以直接食用，也可以打成汁或糊，也可以乾燥再吃，營養成分會變得更豐富。若能一天食用一～二茶匙的蜜棗濃縮萃取物，能有效預防癌症。

另外，水梨和洋梨都能調整腸道內環境。特別是洋梨含有豐富的鉀，可以期待它在預防高血壓與癌症雙方面的功效。

●藍莓——可使自由基無害化

最近大受歡迎的水果中就有藍莓，含有豐富的藍紫色花青素，最為人所知的優點是對眼睛有益，具有良好的抗氧化作用，能使自由基無害化，可預防癌症、動脈硬化和減緩老化。

葡萄是一種相當受到歡迎的水果。裡面同樣含有花青素，可發揮和藍莓相同的功效。紅葡萄和紅葡萄酒當中所含的成分白藜蘆醇（resveratrol）能夠抑制癌症發生。

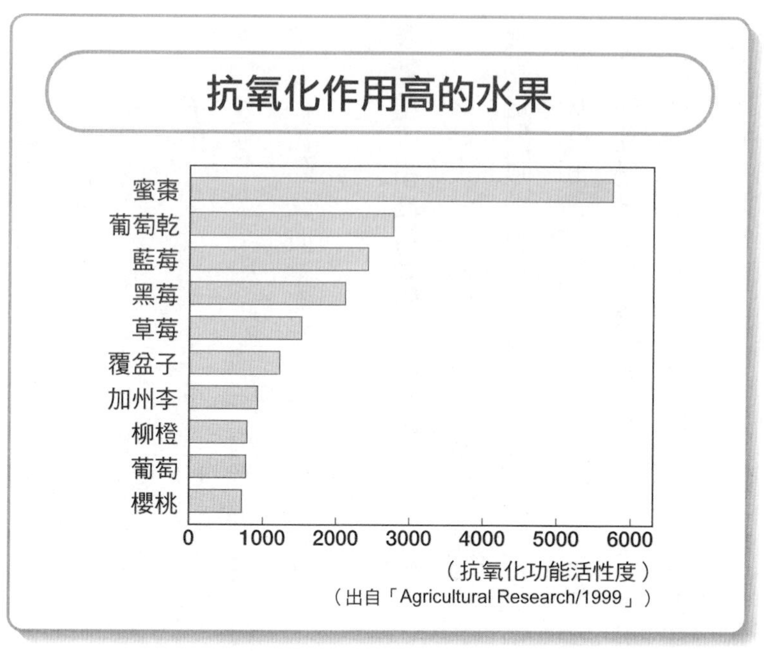

草莓是非常重要的水果，草莓當中所含的果膠相對較多，對調整腸道環境、改善便秘以及預防大腸癌的功效很大。草莓也是維生素C的寶庫，建議用來提高免疫力並減緩老化。食用中等大小的草莓五到六個，就能攝取到一天所需的維生素C。

這些水果最好選在盛產期時拿來當成甜點食用。

●柿子——預防大腸癌

柿子有豐富的胡蘿蔔素，並含有玉米黃質（cryptoxanthin），水溶性纖維果膠含量也相當多，有預防大腸癌的功效。

無花果含有豐富的鉀和果膠，能夠調節礦物質平衡，預防大腸癌。

熱帶水果擁有許多抗癌效果，奇異果含有豐富的維生素C、鉀和膳食纖維，鳳梨的酸味成分則是來自檸檬酸，芒果也富含抗氧化作用的胡蘿蔔素，具有提高免疫力、消除疲勞、預防癌症等多種功能。

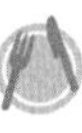日本的傳統食物・海藻

日本是四面環海的海產國家。繩文時代遺跡中可見到海藻的存在，表示當時的人活在海藻的恩澤之下。海藻當中的豐富礦物質，是人類身體成長代謝時不可或缺的營養素，過去海藻就曾經在地方性流行病（Endemic）中保護了日本人，近年來研究證實海藻的多醣體擁有預防癌症的效果，因此再度受到重視。

●昆布──黏稠成分讓癌症滅絕

昆布是海藻食品的代表，鉀、鈣、碘、鐵等礦物質含量相當豐富，其中碘是

用來預防生活習慣的重要營養素。碘又稱為沃素（日文說法），集中於人體的甲狀腺內，是促使基礎代謝更加旺盛的甲狀腺素原料。碘也是一種優良的治療癌症飲食，不過罹患甲狀腺方面疾病的人絕對不可以過度攝取。

昆布的黏稠成分——膳食纖維褐藻糖膠（fucoidan）能讓血液中擁有免疫賦活作用的干擾素（Interferon）等物質增加，預防癌症的效果頗受矚目，而且還有癌細胞內部的自我滅絕功能（細胞自毀）的開關開啟的作用。昆布所含的豐富膳食纖維能夠吸附膽固醇和鈉，並排出體外，和預防癌症有所關連。

昆布的根是濃縮了這些營養素的部位，希望各位積極攝取昆布根，例如：將昆布根水當成精華液飲用等。我有個習慣是每天早上把昆布根切成小塊，丟進綠茶裡一起飲用，等到幾十分鐘後再把變軟的昆布根含在嘴裡，然後出門上班。

第一章裡曾經提到，傳統的沖繩飲食可說是長壽的代表，理由包括攝取了豐富的深色蔬菜，鹽分攝取量低，料理多為低脂肪豬肉和豆類食物，以及使用黑砂糖等等。不過我認為，大量食用以昆布為首的海藻類食物，應該是重要理由之一。可以加進湯品以及沙拉中大量攝取。

●海帶芽—調整腸道環境

海帶芽和昆布一樣，擁有多種豐富的礦物質、維生素和膳食纖維。和布蕪是位在海帶芽根部上方的生殖部位，含有高過海帶葉數倍的膳食纖維和礦物質。

石蓴（Ulva lactuca，又稱海萵苣 sea lettuce）是一種海藻，特徵是帶有鮮豔的綠色。任何一種含有著名抗癌成分黑角藻黃質（fucoxanthin）的海藻類，例如：寒天、海苔等，都能調節腸道環境，具有抑制癌症的效果，因此一定要養成攝取海藻的飲食習慣。

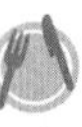

白肉魚或青背魚比紅肉魚更好

動物性蛋白質是人類非常重要的營養素，然而鮪魚或鰹魚等紅肉魚含有肌紅蛋白（Myoglobin）這種容易氧化的成分，因此並不建議食用。儘管如此，許多人還是會想吃盛產期第一批鰹魚或鮪魚。如果真的想吃紅肉魚，建議一周以二次為限。

●鮭魚——抗氧化力超強，又稱為「藥魚」

第三章曾經介紹過日本繩文時代飲食，鮭魚是繩文時代人們的動物性蛋白質重要來源。根據歷史記載，奈良、平安、鎌倉、江戶等時代都留有進貢鮭魚給朝廷的記錄，可見從繩文時代開始，鮭魚就是日本人的重要食物。

鮭魚的蛋白質含量高達22％，是一種低脂高蛋白的優秀食物，胺基酸組成也相當均衡。此外「橫膈膜」和「鮭魚子」含有DHA（二十二碳六烯酸）和EPA（二十碳五烯酸）等不飽和脂肪酸，以及豐富的維生素與礦物質。鮭魚的魚肉雖然是橘紅色的，但卻屬於白肉魚。

鮭魚的紅色色素主要是來自於蝦紅素（astaxanthin）（一種天然的類胡蘿蔔素，和蝦子、螃蟹的色素相同），抗氧化活性非常非常高，在所有脂溶性抗氧化物質中，具有最高的抗氧化力，已確認能夠提高免疫力並抑制癌症。蝦紅素已確定能夠強化免疫細胞，特別是其中的T細胞。

鮭魚的魚肉、魚皮、魚骨、卵巢和魚腸都擁有均衡的營養，在日本有「藥魚」之名。若以預防癌症的觀點來看，除了鮭魚，希望各位也能夠攝取鰈魚、鱈魚、比目魚等白肉魚來補充動物性蛋白質。

●青背魚──可預防癌症與血管壁阻塞

竹筴魚、沙丁魚、秋刀魚等青背魚，和鮭魚一樣，擁有豐富不飽和脂肪酸ＤＨＡ和ＥＰＡ。ＤＨＡ除了可以改善癌症，也能改善腦中風等生活習慣病。

過去魚類的脂肪，和牛、豬的脂肪被視成同一類，建議不要攝取太多。北極因努伊人常吃的海豹，和魚脂中的ＤＨＡ可以預防癌症、心肌梗塞和腦梗塞。在白老鼠實驗中證實具備預防乳癌和大腸癌的效果。另外有調查結果顯示，大量攝取ＤＨＡ比較不容易得到癌症。

ＥＰＡ也具有相同的功效。由於青背魚的脂肪容易氧化，所以要注意攝取新鮮的魚類，若是用器具燒烤，脂肪會流失，所以建議以生魚片形式來食用，才能更有效攝取到脂肪。

若你想攝取動物性蛋白質與脂肪，請務必活用白肉魚與青背魚。

●牡蠣——有「海中牛奶」之稱的營養寶庫

蜆、蛤蜊、文蛤、牡蠣、海螺等貝類，含有豐富的糖原質、胺基酸「牛磺酸」（Taurine）、以及鋅與鐵質等各種維生素，是非常寶貴的蛋白質來源，其中又以牡蠣的營養價值最高，甚至被稱為「海中牛奶」。

牡蠣等貝類的美味之源「糖原質」是人們活力的來源。對於生物代謝的主幹——檸檬酸循環的細胞呼吸以及能量產生，有著非常大的作用，是維持生命不可或缺的物質。

牛磺酸是一種胺基酸，可讓血壓恢復正常、降低總膽固醇、使好的ＨＤＬ膽固醇增加，也是一種強心劑，能讓血液循環更順暢，並能改善肝臟功能。章魚、花枝等軟體動物，蝦子、螃蟹等甲殼類生物，還有其他貝類都含有此成分，不過其中最著名的代表還是牡蠣。

牡蠣也含有豐富的鋅。為了維持生命與健康，我們需要各式各樣的營養素，其中背負著最重要職責的營養素就是鋅，近幾年來，鋅不足所導致的疾病逐漸變多。

若鋅不足，遺傳基因就會比較容易受損，DNA的排序失誤也會比較容易發生，而這個狀況就會造成癌症。以牡蠣為首的各種海產，例如：貝類、章魚、花枝、蝦子、螃蟹等食物，最好能夠定期地攝取。

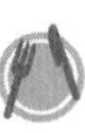 肉類要選雞肉，而非牛肉或豬肉

適用於癌症患者的濟陽式飲食療法，禁止攝取四足步行動物的動物性食品。不過我會要求病人從雞肉或魚貝類當中攝取動物性蛋白質，因為雞肉是一種高蛋白低熱量的食物。

雞肉所含的營養素，除了蛋白質，還有抗氧化物質維生素A，使代謝正常化的維生素B，減少血中壞膽固醇、並使好膽固醇增加的菸鹼酸（niacin）等，有許多對癌症有效的成分，因此我特別推薦脂肪較少的雞柳和雞胸肉。

不過所有食物都會有相同的狀況，那就是生長環境所造成的影響。像肉雞是被大量飼養在狹窄籠子裡的雞種，比較容易生病，所以大多會在飼料裡添加抗生

素，抗生素會對身體有不好的影響，因此，請盡可能選擇放養或自然狀況下成長的雞肉。

●雞蛋──雖是完全食品，但一天以一個為限

雞蛋裡含有蛋白質、脂肪、鈣、鐵、磷等各種礦物質與維生素。由於含有除了維生素C以外的所有重要營養素，所以被視為「完全食品」。

有些人的主食為蔬菜水果，再加上雞蛋和牛奶，稱為「Lacto-ovo-vegetarian」（奶蛋素），奉行此種素食主義的人，認為雞蛋是健康食品的模範。雞蛋含有高達九種的必要胺基酸，營養均衡，十分完美。

蛋黃除了含有膽固醇、鐵質和維生素B群，也含有豐富的維生素A，能夠有效提升皮膚、黏液的代謝以及免疫力。此外，蛋黃所含的膽鹼（Choline）是能夠讓腦部活性化的脂質，有預防腦部老化的功效。

蛋白的蛋白質具備殺菌能力和抗氧化功效，其中構成蛋白質的「白蛋白」（albumin）含有胱氨酸（cystine）和組胺酸（histidine）等抗氧化胺基酸，能夠

有效抑制亞麻油酸氧化，也能抑制強大自由基的運作。蛋白溶菌酶（lysozyme）擁有提升免疫力的功效。這些功能都是預防癌症所必備的重要功效。

中老年人之所以不食用雞蛋，是因為膽固醇的緣故。不過由於雞蛋本身含有許多調整膽固醇代謝的物質，所以只要攝取量正常，就不需要擔心發生脂肪異常的現象。攝取量則是一天以一個為限。

雞蛋和雞肉一樣，要注意生產環境和飼養狀況。在第五章介紹過，請務必注意食品安全追溯系統。優質的食物價格當然會比較高，但是健康是無可取代的。由於雞蛋加熱之後抗氧化活性會減少，所以食用時建議煮成溫泉蛋、歐姆蛋捲等，以半熟蛋狀態攝取最佳。

芝麻是長生不老藥!?

自古以來，芝麻便以「長生不老藥」之名聞名於世，擁有均衡的亞麻油酸和油酸（oleic acid）等不飽和脂肪酸，維生素B群，維生素E，鈣、磷、鉀等礦物質，錳、鈦、鉬等無機物。

特別受人注意的是芝麻凖木質素（Sesame lignan）。芝麻凖木質素是芝麻裡所有脂溶性抗氧化物質的總稱，包括芝麻素、芝麻酚、芝麻林素等。其中又以芝麻素具有良好的抗氧化作用，最為人所知。此外，芝麻還有抑制膽固醇產生，預防動脈硬化，改善脂肪代謝，增進肝臟功能等作用，是非常優良的食物。

由於顆粒狀的芝麻多半都無法消化，所以建議磨碎後食用。另外，由於芝麻油擁有高度的氧化安定性，所以可以在高溫烹調時使用。

香草植物的癌症抑制力

計畫性食品金字塔裡面，有約四十種預防癌症的食物，包含了多種香草類植物，例如：羅勒、奧勒岡草、百里香、迷迭香、鼠尾草和薄荷等。

香草植物共通的芳香成分，擁有能夠去除自由基毒性的良好抗氧化物質。另外也有研究報告指出能夠抑制癌症遺傳基因。

請積極使用，增添料理香氣、消除肉類腥味，並當作配菜、沙拉、香辛料、湯品，多多攝取。香草植物不僅可以預防癌症，還可以增進食慾，具整腸效果，殺菌，促進消化，滋養強身等許多功效。

香草植物具有解毒和提升免疫力的功效，除了前面所提到的香草，還有水芹、茵陳蒿、香菜、薑黃、甘草等，請多加選擇。

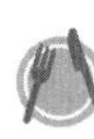

蜂蜜一天吃二大茶匙

蜂蜜自古以來就是一種珍貴的滋養補身食品，可以當成藥物。蜂蜜是弱酸性的，不會腐敗，有強大的抗氧化效果，不僅可以食用，以前還有人會用來處理傷口。

蜂蜜的甜味幾乎都是來自於裡面的果糖和葡萄糖。由於已是最小單位的醣類，容易吸收，因此馬上就能轉換成能量，不會造成血糖急速上升。蜂蜜的礦物質和維生素含量很豐富。

蜂蜜所含的有機酸（葡萄糖酸、乳酸、檸檬酸、蘋果酸、琥珀酸等）能幫助檸檬酸循環運作，使細胞代謝更加活潑。前面曾解釋過，檸檬酸循環若是出現異常，就會引發癌症。

選擇時，請注意選用純度高而且沒有農藥的蜂蜜。我個人相當喜歡橘子或檸檬口味的蜂蜜，不過我懷疑裡面還有其他添加物，所以我現在常用的是比較沒有農藥的合歡樹蜂蜜，或是產自紐西蘭，生長在長達三十年禁用農藥的森林中，殺菌力強的樹木「麥蘆卡」花的蜂蜜。

麥蘆卡蜂蜜擁有優秀的黏膜保護作用，最近也有研究報告指出，對於引發胃潰瘍與胃癌的幽門桿菌，抗菌效果高過其他一般蜂蜜約七～八倍，能夠立刻發揮預防胃癌的功效。蜂蜜可以加進蔬果汁或優格，或是取代砂糖成為甜味劑等，一天攝取二大匙左右即可。

第7章

清除癌芽的生活習慣

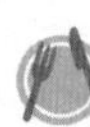

不易罹癌的生活

「容易罹癌的生活」和「不易罹癌的生活」兩者是不同的。癌症是一種生活習慣病，只要重新檢視、改善生活習慣，就能有效預防。

想以自體免疫力來預防癌症，最好的做法還是從改善飲食習慣開始。不過除了飲食，世界各國也都透過各種研究，發表許多預防、抑制癌症的有效方法。

接下來，我要介紹幾個必須重視的防癌生活習慣，請各位務必落實在自己的日常生活中。

培養正確睡眠習慣～睡眠能摘去癌症的嫩芽

首先是關於「睡眠」。相信大家都有過經驗，睡眠不足會突然感冒、拉肚子等，出現身體不舒服的狀況，是因為免疫力下降所引起的。

睡得安穩、睡眠時間充足，是提升免疫力的基本條件。免疫力研究的專家，新潟大學研究所的安保徹教授曾提出報告指出，安穩的睡眠能使免疫力上升。

免疫系統的運作，其實和自律神經有著密切的關係。自律神經可分為「交感神經」和「副交感神經」，白天清醒時是以交感神經為主，而晚上睡覺時則是以副交感神經運作。最新的研究報告指出，自律神經會對免疫系統帶來影響。

血液中的白血球是免疫功能的主力部隊，主要可分為「淋巴球」和「顆粒球」兩種。顆粒球負責處理細菌，淋巴球則是負責處理癌細胞。而交感神經會增生顆粒球，副交感神經會增生淋巴球。

交感神經和副交感神經兩者之間的關係是一方增加時，另一方就會減少。如果兩者取得良好平衡就沒事，要是一旦出現壓力或是緊張，交感神經的緊張程度也會提高，於是顆粒球就會開始不斷增生。

顆粒球在處理細菌之後，會排放出自由基等毒素，此外，顆粒球含有的物質具有發炎作用。如果是在處理細菌的途中釋放出來還無妨，若是增加太多，就會在體內到處散播發炎物質。因為這樣，所以長期處在睡眠不足或是緊張狀況，我們才會容易冒出痘痘、皮膚變差，以及出現腸胃炎等身體不適的情形。

這時若我們來觀察淋巴球和顆粒球之間的關係，淋巴球減少，製造自由基的顆粒球增加，由於處理癌細胞的淋巴球變少，體內變成容易引發癌症的環境。如此一來就無法完全摘除每天萌生數千個的癌芽。

根據安保教授的研究，可得知人體在夜間淋巴球會增加，而白天清醒時淋巴球會減少。於是他便導出了結論：「使淋巴球增加＝增加副交感神經優先運作的時間＝必須獲取充足的睡眠」。

我建議癌症病患至少要睡九個小時，而健康的人至少也要睡飽七～八小時，不過有人應該很難有這麼長的睡眠時間吧！對於無法確保睡眠時間的人，我建議可以睡個短暫的午覺，只要稍事休息即可。希望大家要養成習慣，讓身體多休息。

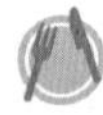

保持排便習慣～便祕會製造致癌物質

問大家一個可能有點突兀的問題，不知道各位認為拉肚子和便秘，哪一樣對身體比較不好呢？答案是便秘對身體的危害較大。因為拉肚子的時候是副交感神經優先運作，而便秘則是交感神經運作。相信各位一定曾經有過在旅行時便秘的經驗，這個時候就是交感神經優先運作的狀態。

當身體反覆出現拉肚子和便秘症狀，首先要解決的是便秘問題。一旦發生便秘，多數女性會苦惱皮膚變差的狀況。在上一個關於睡眠的小節已經解釋過，這個現象出現的原因是因為壓力與交感神經緊張，造成顆粒球大量增加的結果。不管是拉肚子還是便秘，都不要去依賴藥物，要想辦法騰出時間多放鬆，或是用飲食解決等，請盡量讓自己能夠舒解壓力。

但為什麼便秘對身體不好？因為一旦便秘，宿便就會累積在腸道很長一段時間，這對預防癌症來說是很不好的。

糞便當中除了大量的腸道細菌，還含有毒素和致癌物質，例如：壞菌的代表——大腸菌和產氣莢膜梭菌，會分解動物性蛋白質，製造促使致癌物質老化的物質，還會將分解脂肪用的膽汁酸再次分解，製造高度致癌物質——二次膽汁酸；不只如此，壞菌還會繼續作惡，製造出強烈致癌物質——亞硝胺（nitrosoamine）。

便秘表示亞硝胺等致癌物質會囤積在腸道，會和腸壁保持長時間接觸的狀態。腸道是聚集大量免疫細胞的免疫系統要塞，要是讓致癌物質一直停留在這裡，對身體當然相當不好。

小孩子在飯後都會立刻去上廁所，這是因為他們還留有良好的胃結腸反射和直腸反射。等到長大成人，理性開始發揮作用，反射動作開始減少，因此就容易出現便秘。

宿便也是一大問題。宿便是停滯在腸道的廢物，廢物必須要徹底排泄出去。癌症發生的原因之一是腸道菌叢失去平衡，毫無疑問絕對是受到了宿便的影響。完全而徹底的排泄，重要程度完全不亞於好好攝取營養。所以少吃也是一項非常重要的事。偶爾下定決心讓自己徹底空腹，進行短期斷食，也能有良好的效果。請保持維護腸道清潔的習慣，例如：大量攝取含有許多膳食纖維的蔬菜、水果和大豆，以及多吃優格等。

能夠長期實踐濟陽式飲食療法，就不必擔心出現便秘或拉肚子的問題。不過還是一直便秘，也請不要使用瀉藥或軟便劑，不妨利用「大建中湯」等中藥來調理。

或者是攝取含有與大建中湯相似成分的胡蘿蔔、薑、花椒等，以食物來積極調理身體。

運動習慣～鍛鍊下半身

美國的「預防癌症十五項要領」中曾指出，適度的運動是預防癌症的良好習慣。運動可以消耗所有攝取而來的能量，因此是非常重要的，同時運動也有促進血液和淋巴循環的效果。心臟的工作是把血液送到身體的各個角落，動脈血管則不斷進行收縮和舒張動作，協助血液循環。

當抵達末端微血管的血液要回去心臟的時候，肌肉就派上了非常大的用場，稱為「肌肉幫浦作用」（Muscle Pump），可發揮將血液送回心臟的幫浦效能。

人體最重要的肌肉就是下半身的肌肉。想要在違反地心引力的情況下，將下半身的血液送回心臟，必須仰賴人稱第二心臟的「腓腸肌」肌肉收縮。下半身的血液若能流動順暢，全身的血液循環才會跟著變好。

保持健康的秘訣，就是讓全身的血液循環維持順暢。當肌肉因為運動而收縮，壓力就會將靜脈中的血液由下往上輸送，促使淋巴循環跟著變好，免疫細胞才能夠四處活動。癌症、肥胖、糖尿病、高血壓和腦中風等疾病，都是運動不足所引起的。

人體的肌肉有70%集中在下半身，年紀到了三十～四十歲，人體肌肉量會開始逐漸下降。如果把二十幾歲的肌肉量視為最高峰期，那麼四十歲會剩下80%，六十歲會剩下60%，到了七十歲大概就只剩下一半。

我們若是將上半身與下半身的流失肌肉量進行比較，就會發現下半身流失的速度會比上半身要快一・五～二倍。擁有全身70%肌肉的下半身，肌肉流失速度比較快，說得極端一點，其實我們可以不必理會上半身，只要專注集中在鍛鍊下半身肌肉即可。

當年齡增長和運動不足造成肌肉量減少，血液中的醣類燃燒量就會降低，生病的可能性也就跟著會增加。鍛鍊下半身肌肉其實與預防各種疾病有密切關連。

走路也是維持健康的一大要點。請各位一定要透過適當運動，例如：短程慢跑、游泳、種植家庭菜園等方式來消除壓力，使免疫機能活性化。不要搭電梯，改走樓梯；慢慢來也沒有關係，可試著一次爬兩階。坐捷運時不要坐下，有時間的時候不妨試著步行一站的距離。只要付出一點點的努力，就能鍛鍊到下半身，特別是小腿部位的腓腸肌。

不過，若進行過度激烈的運動，不只會造成傷害，還會讓自由基增加，所以要特別避免。

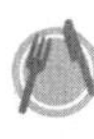

養成泡澡習慣～讓身體保持溫暖，預防低體溫

除了運動，另一個能夠促進血液循環的重要活動就是「泡澡」。泡澡不只能保持身體清潔，同時還能改善全身的血液循環並消耗熱量。若血液循環順暢，免疫細胞也更能攻擊體內異物，因此能提升免疫力。

近年來，似乎有很多年輕人在洗澡時僅沐浴，而不泡澡。這樣是不好的。希望各位能夠多泡澡，讓身體溫暖。最近風行的「讓身體溫暖起來」、「升高體溫」等健康術、健康書籍正好強調了這一點。體溫和免疫力的關係非常密切。

注意保溫，讓血液循環保持順暢，是維持免疫力極為重要的一環。不管是癌症或是憂鬱症，染上任何一種疾病，體溫都會降低，不到三十六度。健康的人體溫大概是三十六・五～三十七・一度左右，但是現代人出現了越來越多的「低體溫」者。這個現象是壓力所致，一般認為，體溫降低一度、免疫力就會下降30%。

不管是早上還是晚上都可以，請配合自己的生活作息，不妨每天悠閒地泡一次澡，養成溫暖身體的習慣。

此外，在前一小節有提到，肌肉和升高體溫有相當緊密的關係。透過確實的運動來維持優質的肌肉狀態，是預防低體溫的好方法。要是身體一直冰冷，就沒有辦法迅速調整全身的免疫準備。不妨試著用保暖物品溫暖身體。冬天戴上圍巾或口罩，會有相當於多穿一件衣服的保暖效果。建議運用各種方式，下一點工夫，讓保暖成為一種習慣。

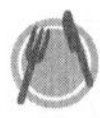

養成深呼吸習慣～使副交感神經獲得優勢

人類在感到不安時，呼吸會變得淺而急速，感到放鬆時，則會深而緩慢地呼吸。在人體所能進行的所有運作當中，只有呼吸是有意識與無意識兩者的結合，可受意識控制。

呼吸這件事，就算沒有刻意去做，在無意識的狀態下，還是會規律進行。因為這時人們是在自律神經的支配之下，所以會自行動作。當你感到憤怒或緊張的時候，交感神經也會隨之緊張，呼吸就會變快。當你悠閒放鬆的時候，則是由副交感神經優先運作，所以呼吸的速度會變得相當緩慢。

呼吸能透過自我意識加以控制，深呼吸就是一例。刻意的緩慢吐氣，慢慢吸氣。反覆幾次之後，我們的體內就會將「現在吸入了很多氧氣」的情報傳達給自律神經。

如此一來，副交感神經就會開始活躍，然後會切換成「現在就來慢慢呼吸」的狀態，最後產生「可以不必吸入比現在更多的氧氣」的反應。所以深呼吸能讓副交感神經優先運作，讓人放鬆下來。

我們要注意，交感神經的緊張是生病的根源。當你遇到壓力等促使交感神經緊張的狀況時，請提醒自己要刻意地進行深呼吸。希望大家都能把呼吸與自律神經的關連記在心裡，以達成良好的健康效果。

前面提到了有關交感神經緊張的問題，其實內心的感受也會帶給疾病巨大的影響。情感的劇烈起伏一定會帶給身體某些影響，例如：對於某一件事情深深苦惱，長時間不斷糾結在小事上，忌妒他人，疑神疑鬼等，這些感受若是超過限度，身體一定會出現問題。

人生一定有苦有悲，雖然很辛酸，但是還是要努力不讓自己持續消沉下去，雖然很困難，但不管是為了自己還是為了別人，都一定要好好思考在悲嘆中度過一生到底是件好事或壞事。

在工作上努力投入是件很重要的事，但是也不要過度投入。過度努力一定會讓交感神經緊張，緊張的感受會成為癌症等種種疾病的引發原因，請大家一定要隨時記住這一點。

最後一點。人生的意義是要時時掌握住自己的生命價值，並朝著實現價值努力前進，永遠要「向前看」，這是預防癌症等疾病的重點之一。

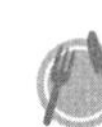

附錄① 食品添加物的危險度檢查表

食品添加物這個名詞看似無害，但是到底有多少人徹底了解它是什麼呢？所謂食品添加物就是在製作加工食品時，用來協助製造與保存的甜味劑、調味劑、著色劑、防腐劑等物質，能讓我們的飲食生活變得更加便利。

食品添加物基本上都會透過動物實驗確認其安全性，但儘管如此，檢驗合格的食品添加物還是會有提高癌症風險的物質存在。因此，我希望各位不要只是了解食品添加物的方便性，同時也要了解危險的一面。

舉個例子。平成十六年（二〇〇四年）時，常用於火腿、香腸等畜產加工食品，以及魚板等水產加工食品中的著色劑「茜草食用色素」因為有致癌的危險而被禁止使用。然而在明文禁用之前，大家都覺得它是安全的，所以一直都隨意使用。以此為例，各位難道不認為我們實在應該再次審視所有加進食品中的原料嗎？

現代社會幾乎全都充斥著速食和營養成分不足的食物，而食品添加物中有危險度極高和較不高的種類，因此不妨事先掌握哪些添加物是歸類於高度危險。

常見食品添加物的危險度

種類	名稱	危險度
甜味劑	木醣醇、阿斯巴甜、甜菊醣、甘草素	2
	山梨醇	1
著色劑	人工色素	4
	梔子黃、食用黃色素、胭脂紅	2
防腐劑	己二烯酸、苯甲酸鈉	4
	魚精蛋白、ε-聚離氨酸	2
抗氧化劑	異抗壞血酸鈉	4
	維生素 E 、維生素 C	1
保色劑	亞硝酸鈉、硝酸鈉	4
漂白劑	亞硫酸鈉、硫代硫酸鈉	4
防腐劑	防黴：鄰苯基苯酚、二酚類	4
品質改良劑、營養添加物	溴酸鉀	4
	磷酸三鈣、碳酸銨	3
調味劑	5'-鳥嘌呤核苷磷酸二鈉	4
	左旋麩胺酸、肌苷酸（IMP）	3
	麩酸鈉	1
鹼水（改良劑）	多磷酸鈉	4
	碳酸鉀（無水）	1
其他	氫氧化鈉、活性碳、澱粉液化酵素	1

（資料出自日本「食品添加物公定書說明書第 6 版」等，並參考台灣「食品添加物使用範圍及限量暨規格標準」修正（102.11.25 衛生福利部公布）

在此將危險度分成1至4，數字越大，危險度越高。

1＝較沒問題
2＝安全性不明確
3＝可以的話最好避開
4＝必須盡可能避開

危險度4是必須盡可能避開的添加物，包括用於著色的人工色素，用於防腐的己二烯酸，以及用於保色的亞硝酸鈉等。危險度3包含品質改良劑磷酸三鈣和碳酸銨，以及用於調味的左旋麩胺酸等。危險度2則有知名的木醣醇甜味劑，以及用於著色的梔子黃色素等。

另外有一些論點認為，「所有物質皆有毒性，世上不存在完全無毒的物質，要區分是毒是藥，標準在於用量」、「化學物質並不能單純二分為危險物質和安全物質，不管是什麼樣的化學物質，風險都不能視為零」。我個人還是希望大家盡量不要攝取危險度高的添加物，請多多參考二〇四頁的「常見食品添加物的危險度」表格。

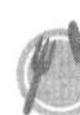

附錄② 日本的食品成分表

販賣給一般消費者的食品，廠商有義務依照ＪＡＳ法（Japanese Agricultural Standard，台灣為ＣＡＳ）與食品衛生管理法的規定，在包裝上標明所有必要資訊。

在加工食品上，必須標明品名、內容物（依照使用比例多寡列出所有原料與食品添加物）、內容量、消費期限或有效日期、保存方法、製造者或加工者名稱與所在地。

火腿、香腸和魚板等加工食品，一定會使用食品添加物，所以不太建議大家食用。

此外，超市或便利商店裡經常看到「切好的蔬菜」，因為很方便，所以購買者也多，但同樣不建議大家購買。因為蔬菜切好後，一定會使用食品添加物讓它長保新鮮，所以就變成了「加工食品」，營養素也會流失。所以蔬菜最好還是購買當季才是最為理想的。

日本加工食品的成分表

麵粉看不出是否為國產品。

從這裡開始就是食品添加物。

品　名：餅乾

內容物：麵粉、砂糖、酥油、全麥麵粉、全麥乳、可可固形物、植物油脂、小米菓、可可油、蛋、脫脂牛奶、食鹽、麥芽糊精、膨鬆劑、乳化劑（大豆提煉）、香料、著色劑（梔子黃、類胡蘿蔔色素、焦糖色素）

內容量：8片

有效期限　2011.○○.○○

保存方法：避開陽光直曬與高溫潮濕的地點，加以保存。開封後請盡早食用完畢。

有效期限有時會標示在不同的位置。

選擇農產品和畜產品的時候，可參考有機ＪＡＳ標誌。農產品必須在兩年前就不再使用農藥與化肥的土地上種植，才能獲得有機ＪＡＳ標誌。

至於畜產品的有機ＪＡＳ，則必須滿足餵食有機農產品製成的飼料，在野外進行放牧，成長過程完全不使用抗生素等條件，足以成為安全、安心的判斷基準。

由於產地名稱，廠商也有義務標示出來，不妨一併參考。最近有許多地區都把當地的特產品當成專屬品牌，這些都會確認過品質後再行提供。

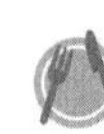

附錄③　濟陽醫師的預防癌症蔬果汁做法

攝取大量的蔬菜水果，是濟陽式飲食療法的關鍵，最好的方法就是透過蔬果汁攝取。

蔬菜水果含有豐富的維生素、礦物質與多酚等抗氧化物質，這些物質能夠去除可能引發癌症的自由基，具有滋養補身、整腸作用和增強免疫力等作用，好處不勝枚舉。可以連皮一起吃的蔬菜，最好連皮一起吃。

我現在要介紹的是我自己每天都會喝的基本蔬果汁。建議以這個蔬果汁為基礎，搭配當季的蔬菜水果加以變化。果汁機最好選用不容易破壞營養素的低轉速榨汁機。

① 材料　選用無農藥或低農藥較理想。若真的買不到，購買超市裡的蔬果也行，但務必清洗乾淨。

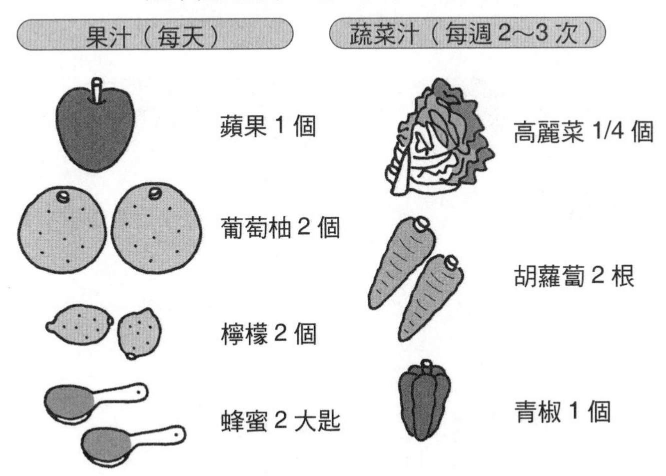

② 清水浸泡　為了去除附著在果皮上的農藥，請在前一天晚上就開始浸泡。

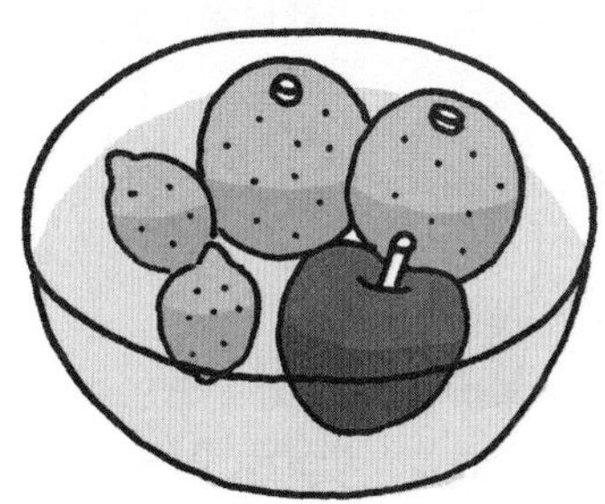

③ 去皮、切塊

為了避免果皮內的多酚流失，蘋果皮只要去掉一半即可。葡萄柚和檸檬則是去皮去籽之後，切成適當大小。

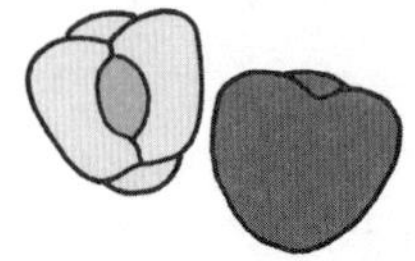
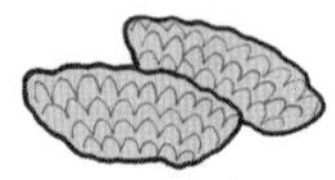
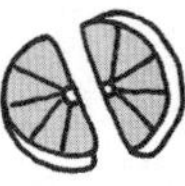

④ 放進榨汁機

如果有榨汁機，請先搾出葡萄柚和檸檬的果汁。如果沒有，就挖出果肉全部放進榨汁機裡。

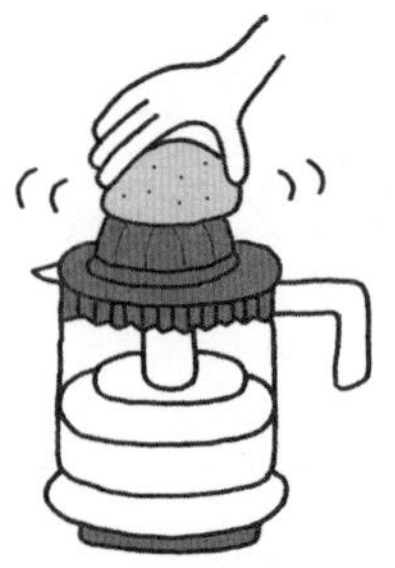
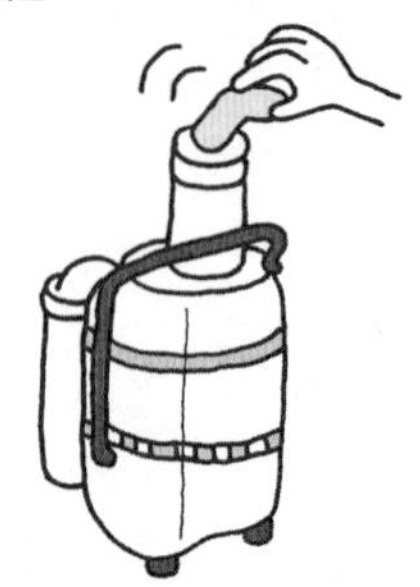

⑤ 大功告成

加入兩大匙蜂蜜，攪拌之後即可完成。
記住不要放置太久，一做好就立刻喝掉吧！

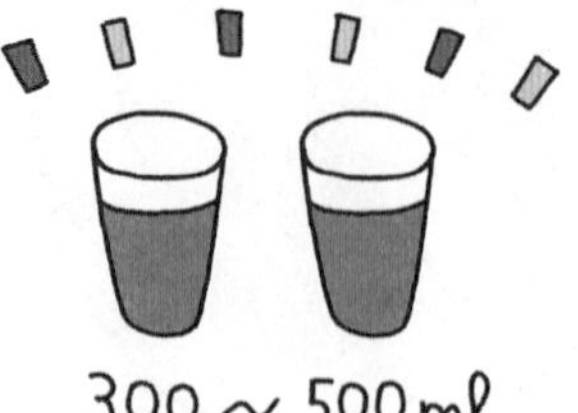

300～500ml

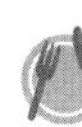

後記

我對「脫離癌症的每日飲食習慣」提出了各式各樣的建議。我相信應該有讀者對於我個人的飲食習慣感到好奇，所以在此稍微介紹一下我的飲食習慣。

我基本上都是早睡早起。每天早上五點鐘起床，喝下二、三杯煎茶後，稍微翻閱一下報紙。早餐大概在七點左右開始，每天全家都會聚在一起榨果汁喝。

用蘋果一個、葡萄柚二個、檸檬二個榨成汁之後，加入二大匙蜂蜜，這樣就是一人份。另外一週內會有二到三次在這杯果汁裡加入胡蘿蔔、白蘿蔔葉、油菜、菠菜、高麗菜、萵苣、芹菜、荷蘭芹、以及柳橙等當季蔬菜水果，做成蔬果汁，一人喝二百cc左右。在我們家，製作蔬果汁的工作是由我負責的。

基本上，早餐吃的是糙米（每三天吃一次糙米粥）、味噌湯、納豆、醃漬醬菜、酸梅，並適當搭配洋蔥切片、炒綠豆芽、高麗菜、荷包蛋做為配菜。然後還會再加上蘿蔔泥。蘿蔔泥的食用份量是一個碗的量。味噌湯的料我一直都是於蛤蜊等貝類、海帶、豆腐，不然就是珍珠菇或鴻喜菇泡出來的汁液。飲用根昆布茶時，我會把根昆布含在口裡，像咀嚼口香糖那樣邊咬邊出門上班。

午餐則是一顆蘋果和五百公克的優格。等到三點肚子開始餓的時候，再補充一些香蕉、柳橙和芒果等水果、杏仁等堅果類、以及蜜棗乾等乾燥水果。水果的抗氧化力相當強大，能夠去除體內的自由基，所以最適合拿來當成點心。

由於晚餐必須參加應酬或餐會，所以飲食限制比較寬鬆。不過肉類料理大概一星期吃一次。

我喜歡喝酒，每天晚上都會小酌一番。不過像威士忌或燒酒等酒類我都會摻水，頂多只喝二、三杯。在家喝酒的下酒菜，主要是少鹽的醃漬蔬菜、毛豆、榨菜、堅果類，其他像花枝和圓眼仔（Etrumeus teres，學名脂眼鯡）等魚類。

我的飲食基本上都相當清淡，午餐沒有任何鹽分。當我食用生魚片或烤魚等食物想要沾醬的時候，我會在薄鹽醬油裡加入一半的醋，然後沾取一點點醋醬油食用。

我的視力一向相當良好，對外科醫生來說，視力就是生命。我五十多歲時，由於眼睛疲勞相當嚴重，所以我曾經找了許多資料來恢復視力；現在我已經六十多幾，兩眼視力依然都是一．〇，不需要老花眼鏡，我想這一定是因為我透過蔬菜水果攝取到豐富的鉀，鹽分攝取量也少，總之是多虧了改變飲食習慣。

我雖然會在癌症患者身上實施「濟陽式飲食療法」（營養．代謝療法），但是我完全沒有否定手術、化療和抗癌藥物等癌症三大療法。因為我選擇了改善、治癒癌症的預防工作，尤其是治癒晚期癌症，為我一生的的工作，我是一個將其視為終身事業的消化外科醫生。

就現代醫學來說，難以完全治癒癌症，但是卻又不到末期的癌症，我稱之為「晚期癌症」。我認為如果不能治癒晚期癌症，那麼就沒有辦法抹去目前社會大眾對醫療體系和醫生的不信任感。

書中已有詳述，我是在某個時期開始感受到，光憑三大療法還是有治療的極限，所以才在飲食療法裡面尋求活路。現在我也是一直盡我所能地實施適當的三大療法，並同時進行飲食療法。

就結果來說，我的治癒成效出現了飛躍性的進展。不過我的飲食療法尚未完成，還需要長期研究，我希望盡可能的接近完美，為了讓更多患者受惠而繼續鑽研下去。

不過我現在的想法是推動預防醫療才是二十一世紀的當務之急。

比起「治療疾病」，「小心預防疾病」更為重要。嘗試進行預防醫療，正是交付在醫生身上的重大使命。以飲食習慣來說，我們必須回歸到傳統的飲食，必須重新檢視能夠創造、維持健康的生活習慣。只要用心去做，生活一定能獲得改善。

現在拿起這本書翻閱的各位，如果本書能讓您改變觀點，認為健康是最重要的，並以這本書開始，度過充實人生，那就太好了。

「讓食物變成你的藥。」

這是活躍於西元前五世紀的西方醫學之父——希臘的希波克拉提斯，在二千五百年前所說的話。食物才是治療百病的最佳藥物。活在現在這個飽食時代，我們必須注意這句話沉重的意義。

最後，我想把希波克拉提斯的這句話，送給所有閱讀此書的人。

濟陽高穗

國家圖書館出版品預行編目資料

濟陽醫師脫離癌症體質飲食療法：
阻斷癌芽,養成自癒力,天天清除癌細胞 /
濟陽高穗作；江宓蓁譯. -- 初版. --
新北市：世茂，2014.02
面；　公分. --（生活健康；B376）

ISBN 978-986-5779-17-7（平裝）

1. 癌症 2. 食療

417.8　　　102023247

生活健康 B376

濟陽醫師脫離癌症體質飲食療法：阻斷癌芽，養成自癒力，天天清除癌細胞

作　　者／濟陽高穗
譯　　者／江宓蓁
主　　編／陳文君
責任編輯／張瑋之
封面設計／鄧宜琨
出 版 者／世茂出版有限公司
負 責 人／簡泰雄
地　　址／（231）新北市新店區民生路 19 號 5 樓
電　　話／（02）2218-3277
傳　　真／（02）2218-3239（訂書專線）
　　　　　（02）2218-7539
劃撥帳號／ 19911841
戶　　名／世茂出版有限公司　單次郵購總金額未滿 500 元（含），請加 50 元掛號費
酷 書 網／ www.coolbooks.com.tw
排版製版／辰皓國際出版製作有限公司
印　　刷／世和印刷事業有限公司
初版一刷／ 2014 年 2 月
　　三刷／ 2018 年 1 月

I S B N ／ 978-986-5779-17-7
定　　價／ 260 元

Gan Ni Naranai Mainichi No Shokushukan by Takaho Watayo

Original Japanese edition published by SHODENSHA Inc.

This Traditional Chinese edition published by arrangement with SHODENSHA Inc.Tokyo, through HonnoKizuna,Inc.,Tokyo,and Future View Technology Ltd.

Printed in Taiwan

黏貼處

電話：(02) 22183277
傳真：(02) 22187539

世茂好書・豐富心靈
世潮精典・智慧同行

廣告回函
北區郵政管理局登記證
北台字第 9702 號
免貼郵票

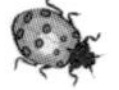

231新北市新店區民生路19號5樓

世茂
世潮 出版有限公司 收
智富

黏貼處

請沿虛線剪下裝訂寄回，謝謝

讀者回函卡

感謝您購買本書，為了提供您更好的服務，歡迎填妥以下資料並寄回，我們將定期寄給您最新書訊、優惠通知及活動消息。當然您也可以E-mail：Service@coolbooks.com.tw，提供我們寶貴的建議。

您的資料（請以正楷填寫清楚）

購買書名：＿＿＿＿＿＿＿＿＿＿＿＿＿＿＿＿＿＿＿＿

姓名：＿＿＿＿＿＿＿＿ 生日：＿＿＿ 年 ＿＿ 月 ＿＿ 日

性別：□男 □女 E-mail：＿＿＿＿＿＿＿＿＿＿＿＿

住址：□□□＿＿＿縣市＿＿＿＿鄉鎮市區＿＿＿＿路街

＿＿＿段＿＿＿巷＿＿＿弄＿＿＿號＿＿＿樓

聯絡電話：＿＿＿＿＿＿＿＿＿＿＿＿＿＿

職業：□傳播 □資訊 □商 □工 □軍公教 □學生 □其他：＿＿＿

學歷：□碩士以上 □大學 □專科 □高中 □國中以下

購買地點：□書店 □網路書店 □便利商店 □量販店 □其他：＿＿＿

購買此書原因：＿ ＿ ＿ ＿ ＿ ＿（請按優先順序填寫）

1封面設計 2價格 3內容 4親友介紹 5廣告宣傳 6其他：＿＿＿

本書評價：＿＿ 封面設計 1非常滿意 2滿意 3普通 4應改進

＿＿ 內　容 1非常滿意 2滿意 3普通 4應改進

＿＿ 編　輯 1非常滿意 2滿意 3普通 4應改進

＿＿ 校　對 1非常滿意 2滿意 3普通 4應改進

＿＿ 定　價 1非常滿意 2滿意 3普通 4應改進

給我們的建議：--
